Prof. Dr. Wolfgang Schlicht

Das Aktiv-Programm

HamppVerlag

Liebe PfundsKur-Teilnehmerin, lieber PfundsKur-Teilnehmer,

vor dem Hintergrund, dass jeder fünfte Sachse übergewichtig ist und die Krankenkassen jährlich 45 Milliarden Euro für ernährungsbedingte Erkrankungen ausgeben, führen die AOK Sachsen und MDR 1 RADIO SACHSEN und MDR SachsenSpiegel im Frühjahr des Jahres 2005 gemeinsam die dritte PfundsKur im Freistaat Sachsen durch. Nicht nur der eine oder andere Erwachsene bringt mehr Gewicht auf die Waage, als ihm lieb ist, zunehmend sind auch unsere Kinder zu dick. Die Anzahl übergewichtiger Kinder hat sich in den letzten Jahren verdoppelt. Als Erwachsene und Eltern sind wir gefordert, für Heranwachsende Vorbild zu sein – auch was eine gesunde Lebensweise und ein ausgewogenes Ernährungsverhalten anbelangt.

Grundlegendes Anliegen der PfundsKur ist – ganzheitlich betrachtet – die Gesundheit für Körper, Geist und Seele. In diesem Sinne geht es um „Mehr Lust auf Leben“, um Lebensfreude und -genuss, mit dem Ziel, ein individuelles Wohlfühlgewicht zu erreichen.

Bewusste Ernährung und gezielte Bewegung bilden die Grundpfeiler der PfundsKur, die über einen Zeitraum von zehn Wochen die richtige Anleitung für eine dauerhafte Ernährungs- und Lebensgewohnheitsumstellung ist.

Um dauerhaft sein Gewicht zu halten, ist regelmäßiges, sinnvolles Bewegungstraining genauso wichtig wie die Umstellung der zum Übergewicht führenden Ernährungs- und Lebensgewohnheiten. Daher stimmen mich die Ergebnisse der PfundsKur 2003 optimistisch. So gaben über 70 Prozent der Befragten an, sich mehr zu bewegen, und rund 90 Prozent der Befragten essen fettärmer. Seit der ersten PfundsKur 2001 wurden insgesamt über 64 000 Kilogramm Körpergewicht abgebaut.

Als sächsische Gesundheitsministerin übernehme ich gerne die Schirmherrschaft für die PfundsKur 2005 und wünsche Ihnen als Teilnehmer dauerhafte Erfolge, die mit einem Gewinn an Gesundheit und Lebensfreude verknüpft sind.

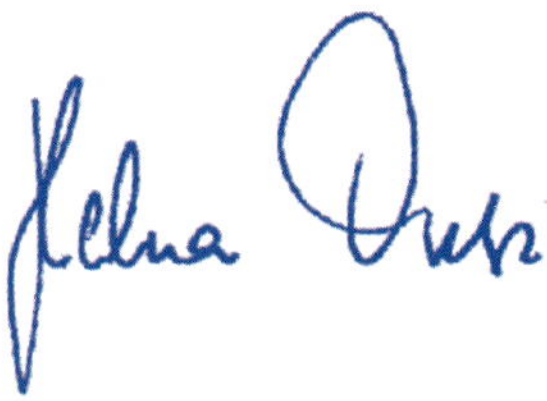

Helma Orosz
Sächsische Staatsministerin
für Soziales

Sehr geehrte Damen und Herren,

es ist wieder so weit: Die PfundsKur startet mit viel „Lust auf Leben in Sachsen“ in eine neue Runde. Die große Gesundheitsaktion von AOK Sachsen, MDR 1 RADIO SACHSEN und MDR SachsenSpiegel macht sich erneut auf die Suche nach den „Fettaugen“ im Essen und bringt mehr Bewegung in den Alltag. Mit im Partnerboot sitzen der Landessportbund sowie die Freie Presse, die sächsische Zeitung und die Leipziger Volkszeitung.

Nach der überwältigenden Resonanz auf die zurückliegenden Aktionen freuen wir uns, Ihnen auch in diesem Jahr viel Wissenswertes für mehr Gesundheit und Wohlbefinden näher bringen zu können.

Über 80 Prozent der bisherigen Teilnehmer gaben bei einer Umfrage an, nunmehr gesundheitsbewusster einzukaufen. Für viele sächsische Produzenten Anlass genug, die PfundsKur ein weiteres Mal zu unterstützen, allen voran Bäcker, Fleischer und Lebensmittelhändler.

Neben den ernährungswissenschaftlichen Aspekten legt die PfundsKur erneut ihr Augenmerk auch auf mehr Bewegung. Mit Prof. Dr. Volker Pudel und Prof. Dr. Wolfgang Schlicht stehen dafür zwei Experten zur Verfügung, die praktische Tipps und Tricks zur richtigen Ernährung und körperlichen Betätigung im Alltag geben.

Nicht ohne Grund hat die Stiftung Warentest der Aktion inzwischen das Prädikat „uneingeschränkt empfehlenswert“ verliehen. Im Hinblick auf den unüberschaubar gewordenen Markt der Gesundheitsangebote ist das eine schöne Bestätigung für die fundierte Herangehensweise der PfundsKur.

Nutzen Sie diese professionellen Tipps Ihrer Gesundheit zuliebe. Machen Sie mit bei den landesweit angebotenen AOK-PfundsKur-Kursen. Lernen Sie dabei die praktische Umsetzung einer optimalen Ernährung und entwickeln Sie für sich das richtige Maß Ihrer persönlichen Bewegung.

Entdecken Sie die gesunde Lebensweise – „Lust auf Leben in Sachsen“!

Wir wünschen Ihnen viel Erfolg.

Rolf Steinbronn
Vorstandsvorsitzender
AOK Sachsen

Ulrike Wolf
Direktorin
MDR LANDESFUNKHAUS
SACHSEN

Inhalt

Inhalt

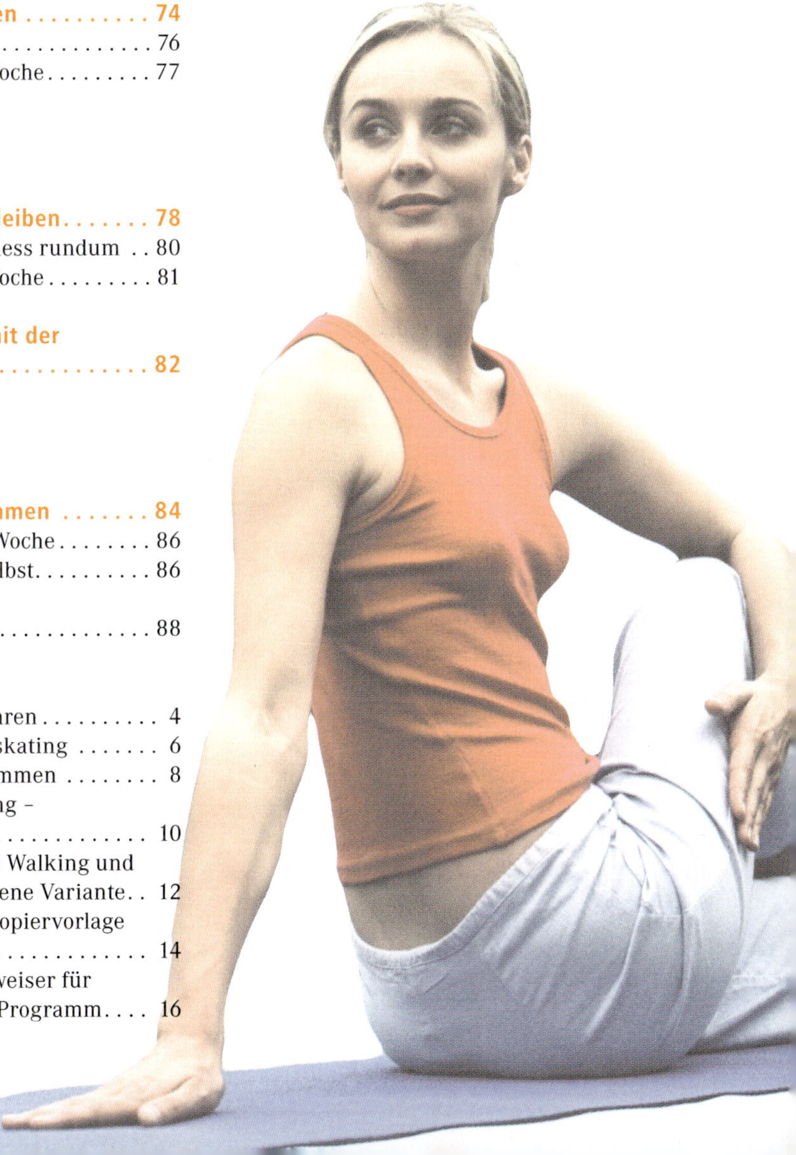

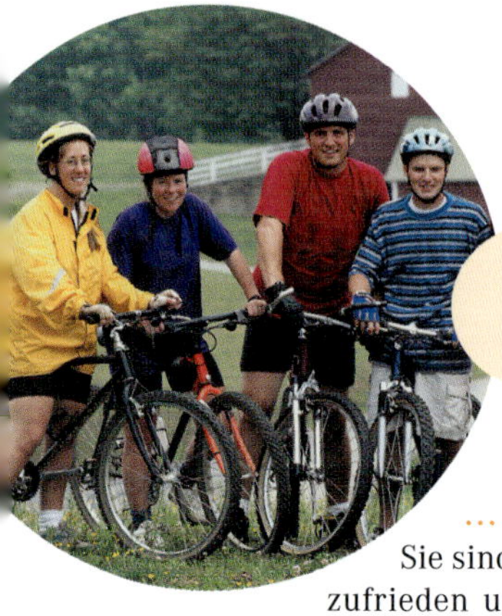

Was Sie von der Pfunds-Kur erwarten können …

… und was Sie erwartet

Sie sind mit Ihrem Gewicht unzufrieden und möchten das gerne ändern? Die PfundsKur 2005 kann Ihnen helfen, Ihr Wunschgewicht zu erreichen. Aber, Sie müssen schon ein wenig Geduld mitbringen und den Willen, sich körperlich anzustrengen. Die PfundsKur ist nämlich keine Diät. Sie ist ein Programm, das Ihnen hilft, langfristig Ihre Lebensgewohnheiten zu ändern. Ein Teil der PfundsKur ist das PfundsKur-Fettweg-Programm von Professor Volker Pudel, bei dem der Teilnehmer lernt, mit Genuss zu essen und dennoch „eine gute Figur" zu machen. Weil aber nicht nur Ernährung, sondern auch das richtige Maß an Bewegung entscheidend ist, damit man sich wohl fühlt, gibt es in der PfundsKur das Aktiv-Programm, das Sie gerade in Ihren Händen halten.

Bewegung macht fit

Mehr bewegen, das heißt körperlich aktiver werden, im Alltag und in der Freizeit. Mehr bewegen, das heißt in der Konsequenz mehr Energie verbrauchen, jene Energie nämlich, die Sie durch das Essen aufgenommen und im Fettgewebe abgespeichert haben. Weil das bedeutet, dass Sie mehr Energie verbrauchen als Sie durch essen aufnehmen, spricht man hier auch von einer negativen Energiebilanz, während die ständige Überernährung als positive Energiebilanz bezeichnet wird. Die PfundsKur wird Ihnen zeigen, wie Sie Ihre Energiebilanz ins Minus bringen und Ihr Gewicht reduzieren können.

Schritt für Schritt zum Wohlfühlgewicht

Im PfundsKur-Aktiv-Programm finden sie zehn Kapitel, die den zehn Aktionswochen entsprechen. Auch wenn es spannend und verlockend erscheint, lesen Sie als PfundsKur-Teilnehmer nicht das ganze Buch in einem durch, sondern nehmen Sie sich jede Woche ein Kapitel vor. Denn so trainieren Sie die neuen Lebensgewohnheiten Schritt für Schritt, ohne sich zu überfordern oder den Spaß daran zu verlieren. Denn die PfundsKur macht Spaß.

Wir wünschen einen guten Start in Ihr bewegtes Leben und viel Erfolg beim PfundsKur-Aktiv-Programm mit Professor Wolfgang Schlicht.

Start …

Liebe Leserin, lieber Leser,

herzlich willkommen bei der PfundsKur! Ich freue mich, dass Sie bei der größten Gesundheitsaktion Deutschlands mitmachen und Ihr Leben aktiver gestalten möchten. Anders als den meisten Europäern ist Ihnen offensichtlich bewusst, dass Bewegung wichtig ist, um Übergewicht zu bekämpfen beziehungsweise das Normalgewicht zu halten. Bei einer Befragung von Bürgern der Europäischen Union hatten dieser Ansicht überraschender Weise nur zwölf Prozent der Interviewten zugestimmt. Die Mehrheit war stattdessen der Auffassung, dass die Gene oder das Essen für das Gewicht entscheidend sind.

Völlig verkehrt ist diese Meinung zwar nicht, wirklich richtig ist sie aber auch nicht. Vererbung und Ernährung spielen bei Gewichtsproblemen hinein, bei den meisten Menschen ist Übergewicht jedoch vor allem eine Angelegenheit der Energiebilanz. Der Durchschnitt der europäischen Bevölkerung nimmt durch die Nahrung mehr Energie auf, als der Organismus zur Aufrechterhaltung der Körperfunktionen und für Bewegung benötigt, und dieser Überschuss führt zu den Speckpölsterchen (oder -polstern) an Bauch und Oberschenkeln.

Mehr Bewegung bedeutet dagegen mehr Kalorien zu verbrennen und das Verhältnis zwischen Energiezufuhr und Energieverbrauch zugunsten des Verbrauchs zu verschieben. Damit Sie mehr Aktivität in Ihr Leben bringen können ohne sich zu überfordern, habe ich dieses Buch geschrieben. Ich würde mich sehr freuen, wenn Sie durch das PfundsKur-Aktiv-Programm auch langfristig Lust an Sport und Bewegung gewinnen würden, denn Sie tun sich damit etwas wirklich Gutes. Aktive Menschen mit einem Normalgewicht bleiben nachweislich gesünder und sind mit ihrem Leben zufriedener als inaktive und übergewichtige Menschen.

Trotzdem gehöre ich nicht zu den Fitnessgurus, die zu ihren Jüngern predigen und ihnen mit dem ersten schnellen Schritt bereits Glückseligkeit verheißen. So funktioniert das nicht. Man wird nicht von heute auf morgen zu einem Sportler oder einer Sportlerin. Seine ausgetretenen Alltagspfade zu verlassen, das fällt gemeinhin schwer. Ich will Ihnen Starthilfe für ein bewegtes Leben geben und habe dazu dieses Programm entwickelt, das Ihnen neben konkreten Aktivitätsplänen auch einige Tipps und Tricks verrät, wie Sie der Trägheitsfalle entkommen können. Leben ist Bewegung und Bewegung ist Leben, das möchte ich Ihnen in den nächsten Wochen auf einer spannenden Reise zeigen, die Sie Ihren Körper neu erfahren lässt. Ich wünsche Ihnen viele positive Reiseerlebnisse und verbleibe
mit herzlichen Grüßen,
Ihr

Wolfgang Schlicht

Sind Sie übergewichtig?

Ob Sie tatsächlich übergewichtig sind oder nur glauben es zu sein, können Sie mithilfe des so genannten Body-Mass-Index (BMI) leicht selbst errechnen. Ein zweiter wichtiger Indikator für Ihre körperliche und gesundheitliche Verfasstheit liegt im Verhältnis Ihres Taillenumfangs zu Ihrem Hüftumfang, Taille-Hüft-Quotient genannt.

Trotz aller Werte ist das entscheidende Kriterium, dass Sie sich mit Ihrem Körpergewicht wohl fühlen - und das kann durchaus bedeuten, dass Sie mit ein paar Pfunden zu viel glücklich sind. Insofern möchten wir Ihnen mit den folgenden Tests keine strikten Vorgaben liefern, sondern Ihnen lediglich Orientierungshilfe bieten.

Bestimmen Sie Ihren BMI

Während die Waage Sie nur über Ihr Gewicht informiert, sagt der BMI etwas aus über das Verhältnis der Körpermasse zur Körperhöhe. Es macht einen Unterschied, ob Sie 80 Kilogramm wiegen und dabei 1,90 Meter lang sind oder 1,68 Meter groß sind. Der BMI gibt recht gut Aufschluss über das Risiko des Einzelnen, ernsthaft zu erkranken oder frühzeitig zu versterben.

Der ideale Wert liegt in Mitteleuropa zwischen 20 und 25. Er wird für Männer und Frauen und je nach Lebensalter unterschiedlich beurteilt. Für unsere Zwecke reicht es aber, die Klassifikation der Weltgesundheitsorganisation (WHO) zu Rate zu ziehen, die nicht zwischen den Geschlechtern unterscheidet und die nur für Erwachsene gilt. Für Kinder und Jugendliche bis zum Alter von 18 Jahren sind andere Werte maßgebend.

Liegt Ihr BMI im grünen Bereich?

Körpergröße in cm \ Gewicht in kg	52	54	58	62	66	70	74	78	82	86
148	24	25	26	28	30	32	34	36	37	39
152	23	23	25	27	29	30	32	34	35	37
156	21	22	24	25	27	29	30	32	34	35
160	20	21	23	24	26	27	29	30	32	34
164	19	20	22	23	25	26	28	29	30	32
168	18	19	21	22	23	25	26	28	29	30
172	18	18	20	21	22	24	25	26	28	29
176	17	17	19	20	21	23	24	25	26	28
180	16	17	18	19	20	22	23	24	25	27
184	15	16	17	18	19	21	22	23	24	25
188	15	15	16	18	19	20	21	22	23	24
192	14	15	16	17	18	19	20	21	22	23
196	14	14	15	16	17	18	19	20	21	22
200	14	14	15	16	17	18	19	20	21	22
204	13	14	15	16	16	17	18	19	20	21
208	12	13	14	15	15	16	17	18	19	20

Sind Sie übergewichtig?

Die BMI-Berechnungs-Formel

Um den Index zu berechnen, messen Sie Ihre Körperhöhe in Metern (beispielsweise 1,68 Meter) und Ihr Körpergewicht in Kilogramm (beispielsweise 80 Kilogramm). Nun setzen Sie Ihre Werte in die rechts stehende Formel ein und tragen das Ergebnis Ihrer Berechnung in die Tabelle „Meine PfundsKur-Werte“ auf Seite 17 ein:

BMI = Gewicht geteilt durch Körperhöhe²
Beispielrechnung:
BMI = (80 kg) geteilt durch (1,68 m mal 1,68 m) = 28,35 kg/m²

Sie können Ihren BMI aber auch einfach auf unserer Tabelle „Liegt Ihr BMI im grünen Bereich?“ unten ablesen.

Kategorie	BMI (kg/m²)	Gesundheitsrisiko*
Untergewicht	kleiner 18,5	normal**
Normalgewicht	18,5 bis 24,9	normal
Übergewicht	25 bis 29,9	gering erhöht
Starkes Übergewicht	30 bis 34,5	erhöht
Sehr starkes Übergewicht	35 bis 39,9	hoch
Extremes Übergewicht	größer 40	sehr hoch

Das gesundheitliche Risiko des Übergewichts betrifft im Wesentlichen zwei große Gruppen von Erkrankungen: Stoffwechselerkrankungen, unter denen der Diabetes Typ II typisch ist, und Herz-Kreislauf-Erkrankungen.

***Bei Untergewicht ist zwar das Risiko für Stoffwechselerkrankungen und Diabetes Typ II unterdurchschnittlich, dafür aber besteht beispielsweise die Gefahr von Mangelerscheinungen, Leistungsschwäche, Müdigkeit und Schwindel.*

Gewicht in kg → 90	94	98	102	106	110	114	Körpergröße in cm
41	43	45	47	48	50	52	148
39	41	42	44	46	48	49	152
37	39	40	42	44	45	47	156
35	37	38	40	41	43	45	160
33	35	36	38	39	41	42	164
32	33	35	36	38	39	40	168
30	32	33	34	36	37	39	172
29	30	32	33	34	36	37	176
28	29	30	31	33	34	35	180
27	28	29	30	31	32	34	184
25	27	28	29	30	31	32	188
24	25	27	28	29	30	31	192
23	24	26	27	28	29	30	196
23	24	25	26	27	28	29	200
22	23	24	25	25	26	27	204
21	22	23	24	25	25	26	208

Gefahren für die Gesundheit

Bereits mäßiges Übergewicht kann ungesund sein, starkes Übergewicht ist es auf jeden Fall. Gefährlich sind die Begleit- und Folgeerkrankungen von Übergewicht, die sich schleichend über Jahre oder Jahrzehnte entwickeln: Manche chronische Erkrankungen werden durch Übergewicht ausgelöst, andere verschlimmern sich dadurch.

So ist bei stark Übergewichtigen das Risiko für Bluthochdruck, Diabetes Typ II und Herz-Kreislauf-Erkrankungen (zum Beispiel Herzinfarkt) um das Zwei- bis Dreifache höher als bei Normalgewichtigen. Außerdem sind hohe Mengen an „schlechten" Blutfetten wie Cholesterin typisch. Meistens treten die Risikofaktoren gemeinsam auf. Die Medizin spricht dann von einem metabolischen Syndrom oder Insulinresistenz-Syndrom.

Übergewicht ist nicht gleich Übergewicht

Wenn nun aber auch ein statistisch nachweisbarer Zusammenhang zwischen Übergewicht und vielen ernst zu nehmenden Erkrankungen besteht, gilt auch, dass nicht jedes Pfund zu viel unweigerlich Ihre Gesundheit gefährdet. Wichtig ist, dass Sie sich mit Ihrem Gewicht wohl fühlen, und das kann auch wunderbar mit ein paar Kilo mehr auf den Rippen der Fall sein.

Einen wichtigen Hinweis darauf, ob ein bestehendes Übergewicht gesundheitsschädlich ist oder nicht, liefert die Fettverteilung am Körper, der Taille-Hüft-Quotient. Es gibt Indizien in wissenschaftlichen Studien, dass ein enger Zusammenhang zwischen der Art der Fettverteilung und dem Auftreten von Bluthochdruck, Fettstoffwechselstörungen etc. besteht. Menschen mit Bauchspeck („Apfeltyp") scheinen höheren gesundheitlichen Risiken ausgesetzt als Menschen mit der Konzentration des Fettes an der Hüfte („Birnentyp").

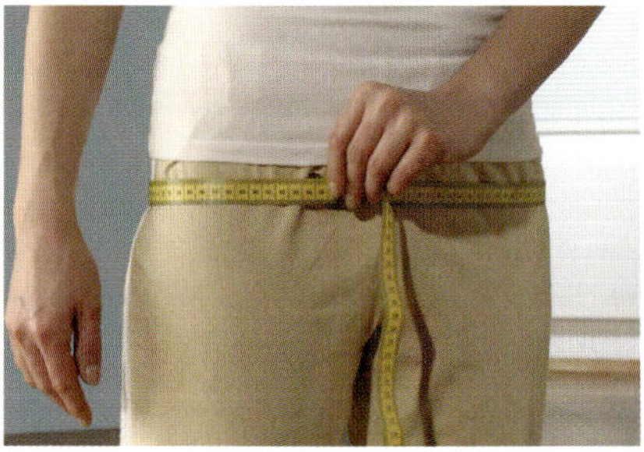

Frauen zählen meistens zum Birnentyp, während Männer eher Apfeltypen sind.

Den Taille-Hüft-Quotienten bestimmen

Ob Sie als übergewichtiger Mensch zum Apfeltyp gehören oder doch eher dem Birnentyp entsprechen, können Sie ganz einfach mit einem herkömmlichen Schneidermaßband ermitteln. Messen Sie den Umfang Ihrer Taille und dann den Umfang Ihrer Hüfte. Teilen Sie dann den ersten Wert durch den zweiten und schon erhalten Sie Ihren Taille-Hüft-Quotienten, den Sie ebenfalls wieder in die Tabelle „Meine PfundsKur-Werte" auf Seite 17 eintragen.

Taillenmaß durch Hüftmaß = Taille-Hüft-Quotient

Sind Sie männlich und ist Ihr Taille-Hüft-Quotient größer als 1, dann gehören Sie zum Apfeltyp und sind erhöhten gesundheitlichen Risiken ausgesetzt. Bei Frauen sind Werte bis 0,85 gut, bei einem höheren Taille-Hüft-Quotient besteht Handlungsbedarf.

Noch einfacher geht es, wenn Sie unsere Abbildung zu Hilfe nehmen und Ihren Taille-Hüft-Quotienten dort ablesen. Nehmen Sie ein Lineal und legen Sie es links bei Ihrem Taillenumfang und rechts bei Ihrem Hüftumfang an. Dort wo das Lineal durch die mittlere Linie läuft, liegt Ihr Taille-Hüft-Quotient.

TAILLE-HÜFT-QUOTIENT

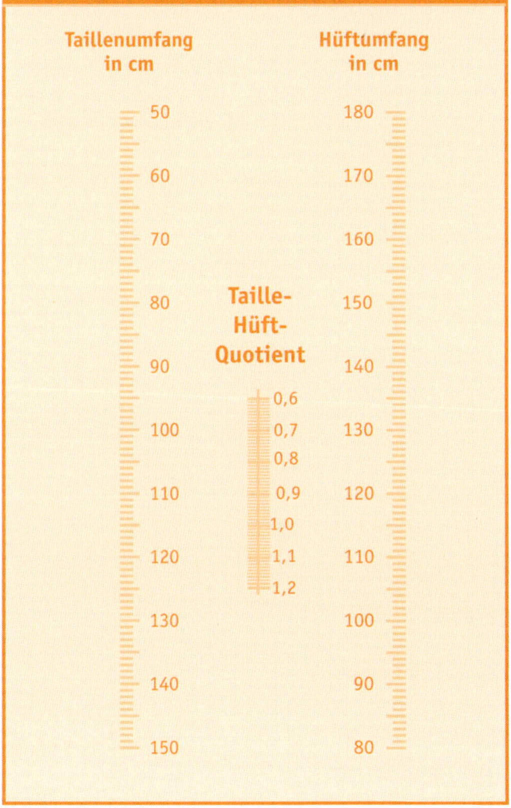

Ihr Ziel in der PfundsKur

Wenn Sie sich bei der Berechnung Ihres BMIs und Taille-Hüft-Quotienten erschrocken haben, dann ist das kein Grund, den Kopf in den Sand zu stecken. Sie können sich selbst helfen, indem Sie Ihr Verhalten ändern und gegebenenfalls können Sie auch medizinische Hilfe in Anspruch nehmen.

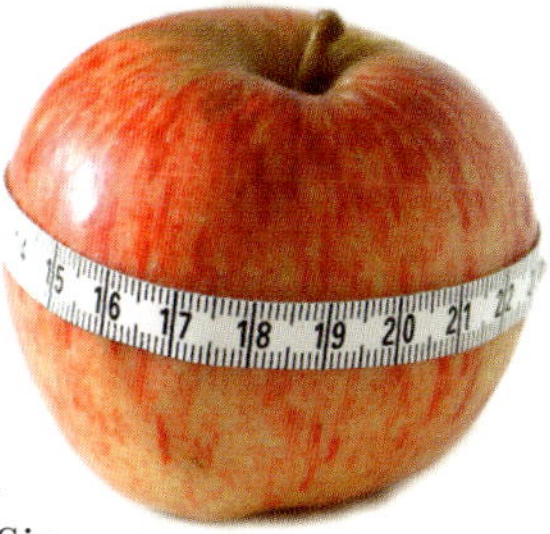

- Bei einem BMI bis 25 ist auf jeden Fall alles bestens und jegliche Gewichtsreduzierung ohne Sinn.
- Bei einem BMI zwischen 25 und 29,9 und einem ungünstigen Taillen-Hüft-Quotienten sollten Sie Ihr Gewicht reduzieren. Wenn Sie bei einem BMI-Wert zwischen 25 und 29,9 ein Birnentyp sind und sich wohl fühlen, brauchen Sie nicht abnehmen, sollten Ihr Gewicht aber halten. Wenn Sie Ihr Gewicht trotzdem reduzieren wollen, dann visieren Sie einen Gewichtsverlust zwischen fünf bis zehn Prozent an und führen das PfundsKur-Fettweg-Programm von Professor Volker Pudel und das PfundsKur-Aktiv-Programm in diesem Buch durch.

- Bei einem BMI über 30 sollten Sie vor der Durchführung des PfundsKur-Programms auf jeden Fall erst einmal mit einem Arzt sprechen und abklären, ob gesundheitliche Probleme bestehen, die behandelt werden müssen.

Unabhängig vom BMI bitten wir aber jeden PfundsKur-Teilnehmer, zunächst den folgenden Test „Gesundheitliche Schwierigkeiten?“ durchzuführen und danach erst mit dem Training zu starten.

Dieses Buch und Ihr Gewichtsmanagement

Mit dem PfundsKur-Programm haben Sie eine Anleitung, um Ihre körperliche Aktivität schrittweise zu steigern, und erhalten Hinweise, wie Sie Ihr Essverhalten ändern und kontrollieren können. Das Aktivitätsprogramm des Buches hilft Ihnen beim Abnehmen. Wenn Sie sich regelmäßig bewegen und sich außerdem fettreduziert ernähren, werden Sie nach den zehn PfundsKur-

Check

Gesundheitliche Schwierigkeiten?

Nicht für jeden ist sportliche Aktivität risikofrei. Übergewichtige Menschen, die bereits erkrankt sind oder Risikofaktoren (zum Beispiel Bluthochdruck) besitzen, sollten ihren Arzt oder ihre Ärztin fragen, ob dieser ihnen vom Sport oder bestimmten Arten des Sporttreibens abrät. Andere, für die keine ärztliche Diagnose gestellt wurde, sollten die Fragen des folgenden Tests ehrlich beantworten.

	Ja	Nein
Hat Ihr Arzt gesagt, dass Sie Herzprobleme haben und nur solche Aktivitäten betreiben sollten, die von ärztlicher Seite empfohlen werden?	☐	☐
Verspüren Sie öfters Schmerzen in der Brust, wenn Sie körperlich aktiv sind?	☐	☐
Hatten Sie irgendwann einmal im letzten Monat Brustschmerzen, als Sie sich körperlich betätigt haben?	☐	☐
Haben Sie Gleichgewichtsprobleme, weil Sie unter Schwindel leiden?	☐	☐
Verlieren Sie öfter das Bewusstsein?	☐	☐
Haben Sie ein Knochen- oder Gelenkproblem, das sich durch körperliche Aktivität verschlimmern könnte?	☐	☐
Nehmen Sie auf Anraten Ihres Arztes Medikamente gegen Bluthochdruck oder Herzbeschwerden, Betablocker beispielsweise?	☐	☐
Ist Ihnen irgendein anderer gesundheitlicher Grund bekannt, warum Sie lieber nicht sportlich aktiv werden sollten?	☐	☐

Haben Sie eine der Antworten mit „Ja“ angekreuzt? Dann fragen Sie zunächst bei Ihrem Hausarzt oder Ihrer Hausärztin nach, ob bei Ihnen ernsthafte Gründe gegen ein Mehr an Bewegung sprechen. Haben Sie sämtliche Antworten verneint, dann steht dem Beginn der Bewegungsaktivität eigentlich nichts mehr im Wege. Wenn Sie sich unabhängig von diesem Fragebogen aber hinsichtlich Ihrer körperlichen Belastungsfähigkeit Sorgen machen, dann sprechen Sie auf jeden Fall mit Ihrem Arzt. Ab dem 35. Lebensjahr zahlen die gesetzlichen Krankenkassen Ihnen einen umfassenden Vorsorge-Check-up.

Wochen erfreuliche Veränderungen an Ihrem BMI verbuchen können. Das Bewegungsprogramm baut Fett ab und Muskeln auf und verteilt das noch vorhandene Fett günstiger. Das wiederum wird Ihnen ein niedrigerer Taille-Hüft-Quotient zeigen.

Zeigen Sie Geduld

Sie finden, dass sich das alles ganz wunderbar anhört? Stimmt, zweifelsfrei! Aber – und hier kommt die Einschränkung – das alles leistet das Programm nicht über Nacht. Und es kann es auch nicht leisten, indem Sie es nur lesen und schon gar nicht, wenn Sie nicht auch die Seite der Energiezufuhr (Essen) verändern. Die PfundsKur ist ein Mitmachprogramm, das auf Langfristigkeit abzielt. Auf langfristige Verhaltensänderung und auf langfristigen Erfolg! Das Aktivitätsprogramm strengt an, bringt Sie ins Schwitzen und ist mühsam. Aber es lohnt, weil es Ihnen einen beträchtlichen Zusatznutzen bringt.

Sich mehr zu bewegen macht Spaß, steigert das Wohlbefinden und reduziert Ihre gesundheitlichen Risiken zum Teil beträchtlich. Selbst als heute Untrainierter werden Sie schon nach zehn Wochen in der Lage sein, sich 40 Minuten ausdauernd zu bewegen. In zehn Wochen hat Ihr Körper auch bereits an Muskulatur dazugewonnen, Sie haben ein verbessertes Körpergefühl und sind insgesamt beweglicher geworden. Die PfundsKur ist kein einseitiges Programm mit kurzfristigem Erfolg, sondern ein ganzheitlicher, umfassender Ansatz, der dauerhafte Gewichtsabnahme gewährleistet. Sie ist ein wissenschaftlich fundiertes 10-Wochen-Mitmach-Programm, das von hoch qualifizierten Experten ausgearbeitet wurde.

Die PfundsKur zielt auf langfristige Verhaltensänderung und auf langfristigen Erfolg ab.

Info

Das PfundsKur-Fett-weg-Programm

Im PfundsKur-Fett-weg-Programm von Professor Dr. Volker Pudel werden keine Kalorien gezählt. Stattdessen werden die Fettaugen im Essen kontrolliert. Das Fettauge ist die PfundsKur-Maßeinheit für das Fett in den Nahrungsmitteln. Ein Fettauge steht für drei Gramm Fett. Um das Wohlfühlgewicht zu erreichen oder um es zu halten, sollte man täglich nicht mehr als 20 Fettaugen (= 60 Gramm Fett) zu sich nehmen beziehungsweise in der Wochenbilanz 140 Fettaugen (= 420 Gramm Fett) nicht überschreiten. Wichtig dabei: Auch Alkohol wirkt wie Fett und muss in die Fettaugenbilanz miteingerechnet werden. Wer Genaueres wissen möchte, findet alles Wichtige rund um eine fettreduzierte und gesunde Ernährung in dem Buch „PfundsKur – Das Fett-weg-Programm" von Professor Dr. Volker Pudel.

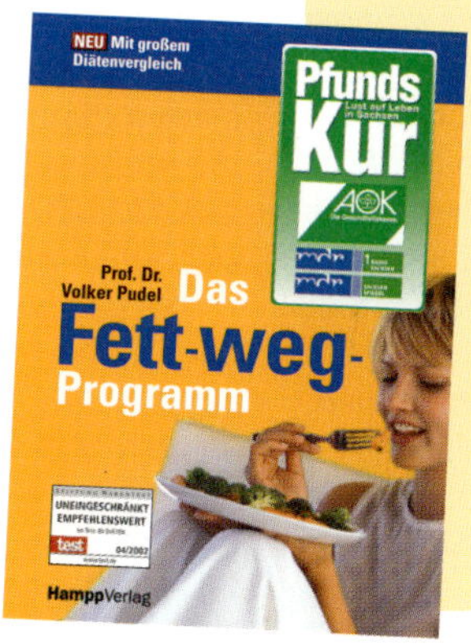

1. WOCHE

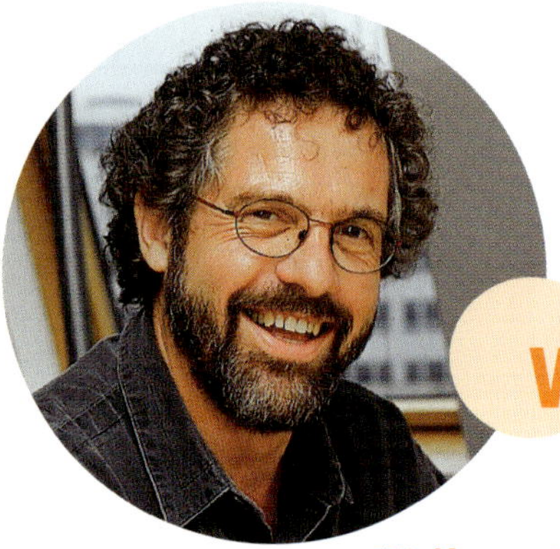

Wo fangen Sie an?

Wolfgang Schlicht Guten Tag, liebe Anke, schön dass Sie bei unserem PfundsKur-Programm mitmachen. Haben Sie Ihre Sportschuhe schon geschnürt und sind startklar für Ihr neues bewegtes Leben?

Anke Meister Hallo, Herr Professor Schlicht. Klar, ich bin bereit! Ich freu mich sogar schon richtig auf ein Mehr an Bewegung in meinem Leben. Bei mir ist es auch nicht das Problem, dass ich generell keine Lust auf Sport hätte. Anfangen tu ich eigentlich immer mal wieder, aber das konsequente Durchhalten von Bewegungstraining finde ich enorm schwierig.

Wolfgang Schlicht Anke, dass Sie mir heute gegenübersitzen, zeigt ja ganz klar an, dass Sie bereit sind, etwas in Ihrem Leben zu ändern. Und auch unsere Leser zu Hause haben mit dem Kauf des PfundsKur-Buches eigentlich bereits die Absicht gezeigt, sich mehr zu bewegen – wahrscheinlich um ihr Körpergewicht zu reduzieren.

Trotzdem möchte ich bei Ihnen, Anke, und auch bei Ihnen, liebe Leser, noch einmal grundsätzlich nachhaken, was Sie zur Teilnahme am Aktiv-Programm antreibt. Denn für das Durchhalten ist es sehr wichtig, dass Sie selbst motiviert sind, etwas künftig anders zu machen. Sind Sie also tatsächlich bereit, Ihr Leben zu verändern? Oder haben Sie dieses Buch vielleicht doch nur in der Hand, weil andere sagen, dass es gut für Sie wäre? Eine gute Methode, um Ihren persönlichen Motiven auf die Schliche zu kommen, ist das Erzeugen von bildhaften Vorstellungen und das Hören auf die eigenen Gefühle.

Anke Meister Eigentlich bin ich mir schon sicher, dass der Wunsch nach mehr Bewegung tatsächlich von mir kommt. Aber es kann ja nicht schaden, das noch mal genau zu prüfen. Was muss ich dazu tun?

Wolfgang Schlicht Am besten suchen Sie sich einen gemütlichen und ungestörten Platz, setzen oder legen Sie sich hin und kommen zur Ruhe. Dann beginnen Sie sich auszumalen, wie es wäre, körperlich aktiv zu sein.

Stellen Sie sich vor, wie Sie morgens über taufrische Wiesen laufen, wie Sie durch grüne Täler flott Rad fahren, wie Sie Ihre morgendlichen Bahnen durch das Schwimmbad ziehen oder was immer Ihnen an aktiver Bewegung einfällt. Ihrer Fantasie sind keinerlei Grenzen gesetzt. Fühlt sich das gut an oder erzeugt das ein schlechtes Gefühl? Haben Sie bei diesen Vorstellungen Lust auf Sport oder spüren Sie Angst oder Verdruss? Welche Sportart spricht Sie am stärksten an? Gibt es eine, die Sie abstößt? Darauf sollten Sie Ihr Programm abstimmen und das tun, was Ihnen am besten gefällt. Denn Gefühle und Emotionen sind für unser Handeln sehr wichtig. Sie treiben uns zu Handlungen an, die bereits einmal positive Gefühle in uns ausgelöst haben, und halten uns von Taten ab, von denen wir annehmen oder erfahren haben, dass wir uns anschließend schlecht fühlen. Deswegen sollten wir unsere Gefühle sehr wichtig nehmen.

Anke Meister Also, ich fühle mich gut, wenn ich mir ausmale, morgens zu walken, irgendwann auch mal mit Stöcken, also Nordic Walking zu betreiben. Die Vorstellung vom Schwimmen erzeugt in mir kein so gutes Empfinden, vielleicht liegt das am Schulschwimmen, das fand ich damals schon nicht so toll.

Wolfgang Schlicht Dass Sie Schwimmen schon in der Jugend nicht mochten, kann ein Hinweis darauf sein, dass Schwimmen tatsächlich nicht „Ihr“ Sport ist. Dann sollten Sie sich auch nicht dazu zwingen. Das Gleiche gilt für Sie, liebe Leser. Wenn Sie mit etwas keine angenehmen Gefühle verknüpfen, suchen Sie sich besser eine andere Aktivität aus. Sport soll Ihnen gut tun und Ihnen auch Spaß machen.

Wenn sich generell kein gutes Gefühl bei der Vorstellung eingestellt hat, Sport zu treiben, dann ist Ihr Wunsch

Anke Meister

Anke Meister ist 30 Jahre alt und möchte ihr Körpergewicht um sechs Kilogramm reduzieren. Erreichen will sie das mit dem PfundsKur-Fettweg-Programm und dem PfundsKur-Aktiv-Programm. Den Vorsatz zu mehr Bewegung hat Anke Meister auch schon oft gefasst, durchgehalten hat sie ihre Absicht jedoch nicht konsequent. Deswegen gibt ihr Professor Wolfgang Schlicht in den wöchentlichen Gesprächen auch sportpsychologische Motivationshilfen mit auf den Weg, damit Anke dauerhafte Lust auf Bewegung gewinnt. Aber auch allen anderen, die ihren inneren Schweinehund überlisten wollen, finden in den Dialogen wertvolle Tipps und Informationen, um die Trägheit zu überwinden und sich mit Lust zu bewegen.

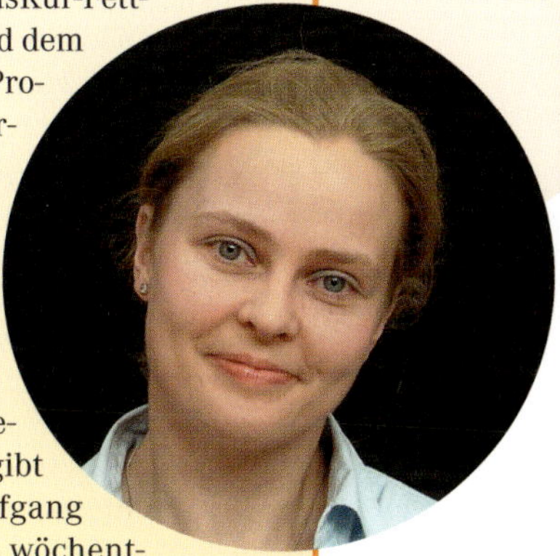

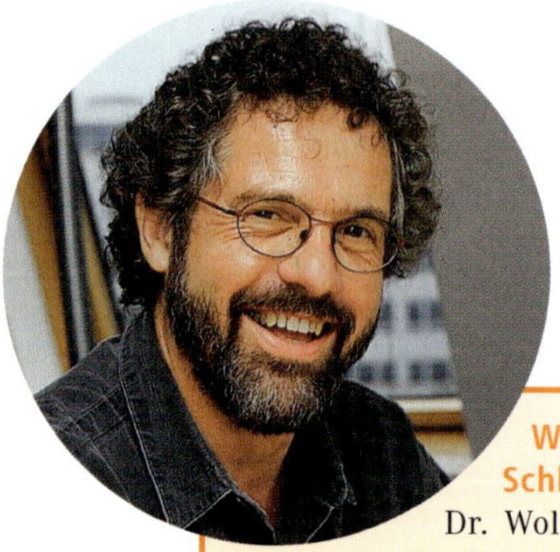

Wolfgang Schlicht
Dr. Wolfgang Schlicht ist Professor für Sportwissenschaft und Direktor des Instituts für Sportwissenschaft der Universität Stuttgart. Von ihm liegen zahlreiche Veröffentlichungen über den Zusammenhang von sportlicher Aktivität und körperlicher und seelischer Gesundheit vor. Daneben ist Wolfgang Schlicht Mitglied nationaler und internationaler Vereinigungen der Sportwissenschaft und der Psychologie. Vor Beginn seiner wissenschaftlichen Laufbahn war er Leichtathletik-Trainer beim TV Wattenscheid und Trainer der deutschen 4x100-Meter-Staffel.

nach mehr Aktivität vielleicht doch nur einer, der Ihnen eingeredet wurde. Oder Sie haben Angst, mit einem veränderten Leben etwas falsch zu machen und sich durch Veränderungen möglicherweise mehr zu schaden als zu nutzen. Für die dauerhafte Umsetzung von Veränderungswünschen ist es aber entscheidend, dass Ihr Vorhaben Sie wirklich positiv anspricht

Deswegen wird die PfundsKur Ihnen dabei helfen, die besten Argumente für sich selbst zu finden, aktiv zu werden. Und sie wird Ihnen Schritt für Schritt ein für Sie optimales Bewegungsprogramm zeigen, sodass Sie sich nicht sorgen müssen, beim Sport etwas falsch zu machen und sich zu schaden. Wichtig ist auf jeden Fall, dass die von Ihnen durchgeführte Aktivität zu Ihnen passt. Achten Sie immer auf Ihre Gefühle, die sind ein gutes Indiz, ob Wunsch und Motiv wirklich stimmig sind.

Anke Meister Also ich glaube, dass Walken gut für mich ist. Und ich habe richtig Lust, das gleich auszuprobieren!

Wolfgang Schlicht Halt, halt, Anke, nicht so ungestüm! Lospreschen sollten Sie diesmal nicht. Die Erfahrung hat Ihnen ja gezeigt, dass Ihr Problem im Durchhalten liegt, nicht in einer anfänglichen Motivation. Deshalb sollten Sie und unsere Teilnehmer zu Hause in dieser 1. Woche der PfundsKur Ihre Fitness testen und den Ausgangspunkt für das Training bestimmen. Gehen Sie strategisch geschickt vor, um dauerhafte Lust am Sport zu gewinnen.

Denn die PfundsKur fängt an und hört nie auf – die PfundsKur ist etwas fürs ganze Leben.

Anke Meister Überredet, ich starte diesmal langsam und werde das Training dafür konsequent durchhalten. Obwohl ich mich aufs Walken wirklich schon sehr freue ...

Ihr Ausgangspunkt

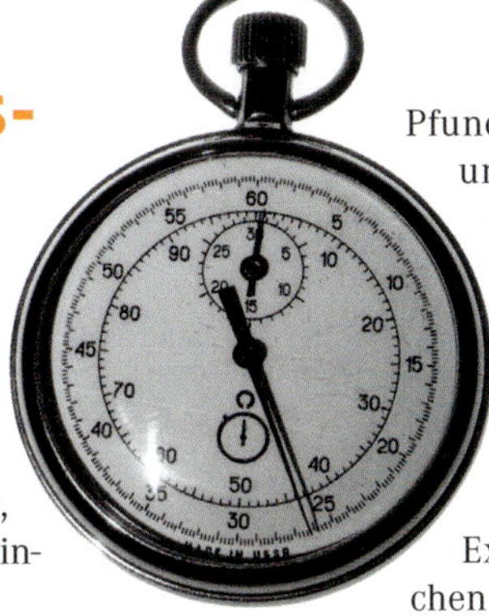

Bevor Sie nun richtig in Ihr aktives Leben starten, sollten Sie erst einmal feststellen, von wo Sie starten. Wer einfach losgeht, ohne zu wissen, wo er sich befindet und wo er hinwill, der kommt niemals an.

Selbst wenn Sie große Lust haben, sofort mit dem Training zu beginnen, machen Sie kleine Schritte auf dem Weg zum großen Ziel! Sie werden nicht über Nacht zum Sportler oder zur Sportlerin. Auch das Gewicht, das Sie mit sich herumtragen, ist nicht über Nacht angewachsen. Seien Sie geduldig und ausdauernd, dann wird sich der Erfolg einstellen. Denn es ist relativ leicht, sich etwas vorzunehmen, aber sehr schwer, es dann auch tatsächlich dauerhaft zu tun.

Deshalb sollten Sie in dieser 1. Woche der PfundsKur Ihre Fitness testen. Wie der BMI und der Taille-Hüft-Quotient geben auch hier die Ergebnisse Auskunft über Ihren körperlichen Zustand. Und Sie können mithilfe der Tests bestens Ihre Fortschritte während der PfundsKur dokumentieren und den Erfolg Ihrer Verhaltensänderung in Zahlen fassbar machen.

Bitte beachten!
Bei allen Tests, die im Folgenden durchgeführt werden, sollten Sie keine Experimente machen. Brechen Sie den Test sofort ab, wenn Sie merken, dass Sie das nicht schaffen, was dort gefordert wird!

Tragen Sie Ihre aktuellen Daten in unten stehende Tabelle „Meine Pfunds-Kur-Werte“ ein und überprüfen Sie Ihren Trainingszustand in einigen Wochen erneut. Sie werden erstaunt sein, wie schnell sich Fortschritte einstellen. Eine Bitte zu den Tests: Vergleichen Sie Ihre Testergebnisse nicht mit den Werten anderer Personen, sondern nur mit Ihren früheren Resultaten. Der Sinn des Tests besteht darin, dass Ihre Verbesserungen dokumentiert werden und nicht darin, falschen Ehrgeiz zu erwecken.

Wer einfach losgeht, ohne zu wissen, wo er sich befindet und wo er hinwill, der kommt niemals an.

88 Ruhe-Puls 60

Meine PfundsKur-Werte

	Anfangswerte Datum: 9.2.	Werte 6. Woche Datum: 14.4.	Werte 10. Woche Datum:
BMI	27,60	27,15	
Taille-Hüft-Quotient	0,826	0,83	
Werte im Stufen-Test	112,-	88,-	
Werte im Walking-Test	13 min		
Werte im Gleichgewichts-Test	22 (5)	25,-	

1400 m -

Stufen-Test

Bevor Sie den ersten Test machen, müssen Sie noch lernen, Ihre Herzfrequenz zu bestimmen, sprich: Ihren Puls zu messen. Wie das geht, erkläre ich Ihnen gleich einmal.

So messen Sie Ihren Puls

Nehmen Sie eine Uhr mit Sekundenzeiger zur Hand. Das Tasten des Pulses funktioniert am einfachsten mit dem Zeige- und Mittelfinger der rechten oder linken Hand. Drücken Sie die beiden Finger sanft auf die Halsschlagader unterhalb des Unterkiefers. Wenn Sie die richtige Stelle gefunden haben, fühlen Sie jetzt Ihren Puls. Zählen Sie 15 Sekunden lang die Schläge. Multiplizieren Sie diese Zahl mit vier, dann haben Sie die Anzahl der Schläge pro Minute.

Das bringt der Stufen-Test

Den Stufen-Test verwendet die kanadische Gesundheitsorganisation (Canadian Public Health Association). Der Test misst die Fähigkeit des Herz-Kreislauf-Systems, sich ausdauernd zu belasten. Sie vergleichen mit diesem Test Ihre Fitness mit einer Stichprobe von kanadischen erwachsenen Männern und Frauen.

So funktioniert der Test

Zu diesem Test brauchen Sie eine ganz normale Treppenstufe und einen Haushaltswecker. Stellen Sie sich vor die Stufe und steigen Sie drei Minuten lang in folgendem Rhythmus auf und ab: „Aufsteigen rechts – Aufsteigen links – Absteigen rechts – Absteigen links“. Mit dem Kommando: „auf – auf – ab – ab“ unterstützen Sie die rhythmische Bewegung. Wenn Sie es schaffen, dann machen Sie 24 Wiederholungen des Rhythmus pro Minute. In drei Minuten wären das also 72 Schritte. Messen Sie am Ende des Tests Ihre Pulsfrequenz und vergleichen Sie den Wert mit den Werten in der Tabelle für Ihr Geschlecht.

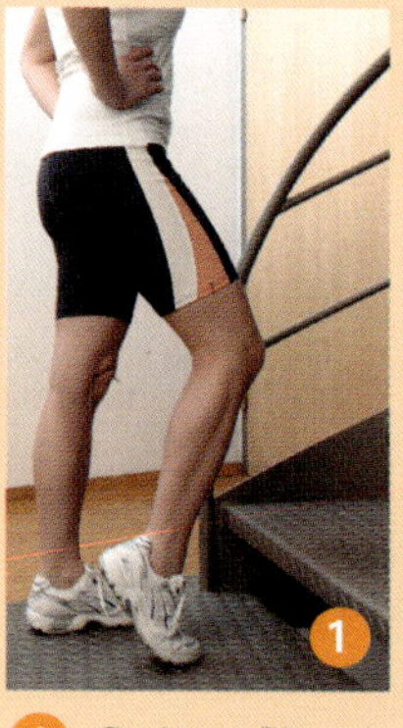

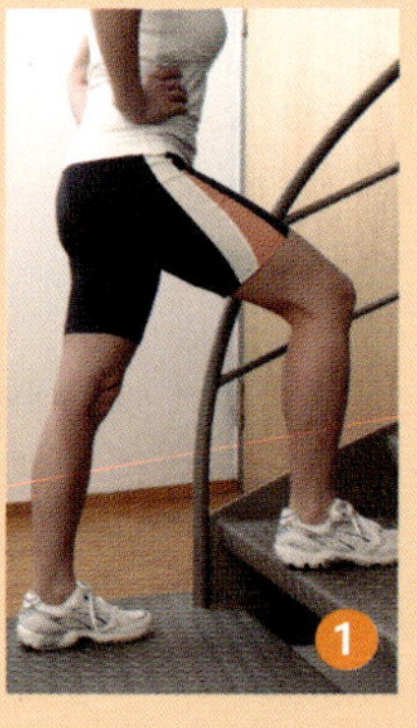

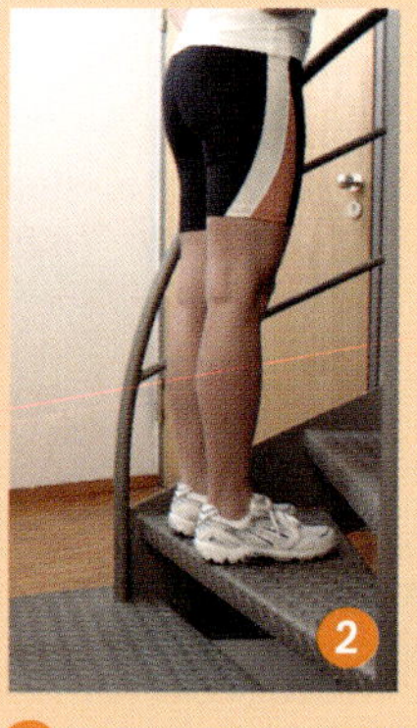

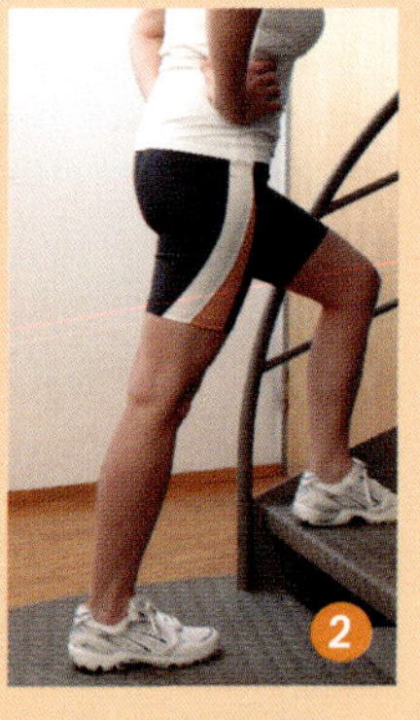

1 Steigen Sie mit dem rechten Bein auf die Stufe, stellen Sie das linke Bein dann dazu.

2 Gehen Sie zurück in die Ausgangsposition – Stellen Sie erst das rechte Bein zurück auf den Boden, dann das linke.

Auswertung Stufen-Test-Fitness nach Herzfrequenzbereichen

	Herzfrequenz nach Geschlecht (Schläge pro Minute)	
Leistungsfähigkeit	**Männer**	**Frauen**
☐ sehr gut	bis 85	bis 95
☐ gut	85 bis 95	95 bis 100
☐ besser als der Durchschnitt	95 bis 105	100 bis 110
☐ durchschnittlich	105 bis 110	110 bis 120
☐ schlechter als der Durchschnitt	110 bis 120	120 bis 130
☐ schwach	120 bis 130	130 bis 140
☐ sehr schwach	über 130	über 140

Sie haben den Test abbrechen müssen, weil Sie nicht mehr weitermachen konnten? Auch das ist ein Indiz für eine schlechte Fitness.

Walking-Test

Als zweite sportliche Aufgabe sollten Sie mithilfe eines der beiden folgenden Tests Ihre Ausdauerfähigkeiten näher bestimmen. Wenn Ihnen eine Rundbahn zur Verfügung steht, können Sie den 1000-Meter-Walking-Test durchführen, wenn Sie eine Walking-Strecke in der Nähe haben, den finnischen 2-Kilometer-Walking-Test. Falls Sie nun denken sollten, dass es schwierig ist, eine ein oder zwei Kilometer lange Strecke zu finden, und zurück in den Sessel sinken wollen, kann ich Ihnen versichern, dass es leichter ist, als Sie denken: Es gibt überraschend viele Wege, die mit Kilometerangaben ausgezeichnet sind. Und je populärer Walking und Nordic Walking werden, desto häufiger werden sie.

1000-Meter-Walking-Test

Suchen Sie sich eine ebene Strecke von einem Kilometer Länge oder gehen Sie auf einen Sportplatz mit einer Rundbahn. Vom Start zum Ziel hat eine Runde die Länge von 400 Metern. Auf der Strecke oder auf der Bahn sollten Sie 1000 Meter beziehungsweise zweieinhalb Runden in einem flotten Marschtempo gehen.

Wenn Sie die Geschwindigkeit nicht mehr aufrechterhalten können, gehen Sie in langsamem Tempo weiter, bis Sie sich wieder erholt haben. Versuchen Sie, die 1000 Meter durchzuhalten, und stoppen Sie die Zeit, die Sie dafür benötigen. Aus der Tabelle können Sie ablesen, ob Sie im oberen oder im unteren Bereich des Durchschnitts für Ihr Alter und Ihr Geschlecht liegen. Im Lauf der Pfunds-Kur können Sie auch dieses Ergebnis mit dem Ergebnis eines erneuten Testdurchgangs vergleichen.

Auswertung 1000-Meter-Zeiten

Alter (Jahre)	Frauen im Durchschnitt		Männer im Durchschnitt	
	von	bis	von	bis
bis 29	8 : 00 Min.	8 : 45 Min.	7 : 10 Min.	7 : 50 Min.
30 bis 34	8 : 05 Min.	8 : 50 Min.	7 : 15 Min.	8 : 00 Min.
35 bis 39	8 : 10 Min.	8 : 55 Min	7 : 20 Min.	8 : 10 Min.
40 bis 44	8 : 15 Min.	9 : 00 Min.	7 : 25 Min.	8 : 15 Min.
45 bis 49	8 : 20 Min	9 : 05 Min.	7 : 30 Min.	8 : 20 Min.
50 bis 54	8 : 25 Min.	9 : 10 Min.	7 : 35 Min.	8 : 25 Min.
55 bis 59	8 : 30 Min.	9 : 15 Min.	7 : 40 Min.	8 : 30 Min.
60 bis 64	8 : 35 Min.	9 : 20 Min.	7 : 45 Min.	8 : 35 Min.
65 und älter	8 : 40 Min.	9 : 25 Min.	7 : 50 Min.	8 : 40 Min.

Der finnische 2-Kilometer-Walking-Test

Legen Sie eine zwei Kilometer lange, flache Strecke in möglichst kurzer Zeit zurück. Gehen Sie mit kräftigen Armschwüngen, aber laufen Sie nicht, das heißt, es dürfen nie beide Füße gleichzeitig vom Boden abheben. Am Ziel notieren Sie sich die Gehzeit in Minuten und Sekunden. Mithilfe der unten stehenden Tabelle können Sie Ihr Ergebnis auswerten.

Auswertung finnischer 2-Kilometer-Walking-Test

Alter (Jahre)	Frauen im Durchschnitt		Männer im Durchschnitt	
	von	bis	von	bis
bis 29	16 : 30 Min.	18 : 00 Min.	14 : 50 Min.	16 : 10 Min.
30 bis 34	16 : 40 Min.	18 : 10 Min.	15 : 00 Min.	16 : 30 Min.
35 bis 39	16 : 50 Min.	18 : 20 Min.	15 : 10 Min.	16 : 50 Min.
40 bis 44	17 : 00 Min.	18 : 30 Min.	15 : 20 Min.	17 : 00 Min.
45 bis 49	17 : 10 Min.	18 : 40 Min.	15 : 30 Min.	17 : 10 Min.
50 bis 54	17 : 20 Min.	18 : 50 Min.	15 : 40 Min.	17 : 20 Min.
55 bis 59	17 : 30 Min.	19 : 00 Min.	15 : 50 Min.	17 : 30 Min.
60 bis 64	17 : 40 Min.	19 : 10 Min.	16 : 00 Min.	17 : 40 Min.
65 und älter	17 : 50 Min.	19 : 20 Min.	16 : 10 Min.	17 : 50 Min.

Gleichgewichts-Test

Wenn Sie übergewichtig oder sogar stark übergewichtig sind, dann beeinflusst das auch Ihre Beweglichkeit und die Sicherheit im Alltag. Sie laufen Gefahr, leicht zu stürzen und sich dabei zu verletzen. Testen Sie deshalb Ihre Gleichgewichtsfähigkeit heute und nach einigen Pfunds-Kur-Wochen. Sie werden überrascht sein, wie sich das Ergebnis verändert.

Stellen Sie sich auf ein Bein, das Sie im Kniegelenk leicht beugen. Stützen Sie Ihre Hände auf die Hüften. Konzentrieren Sie sich auf Ihren Körpermittelpunkt. Wie lange können Sie auf dem Bein stehen, ohne sich abzustützen? Messen Sie die Sekunden. Machen Sie drei Versuche und werten Sie die beste Zeit mit der unten stehenden Übersichtstabelle aus.

Schlechte Werte im Gleichgewichts-Test?

Eine schlechte Balance erhöht das Risiko von Stürzen und Verletzungen. Schlechte Ergebnisse im Gleichgewichts-Test sollten Sie ernst nehmen und bei der Auswahl von Sportarten berücksichtigen: Inlineskating, Nordic Blading (Inlineskating mit Stöcken) oder Radfahren im anspruchsvollen Gelände sollten Sie ebenso vermeiden wie Rückschlagsportarten (Squash, Badminton etc.). Erst wenn Ihr Gleichgewichtssinn besser geworden ist, sind diese Sportarten für Sie empfehlenwert.

Alles geschafft?

So, jetzt haben Sie in dieser ersten PfundsKur-Woche schon so einiges geleistet! Sie haben Ihre körperliche Verfasstheit getestet und haben Ihren Ausgangspunkt bestimmt. In der nächsten Woche haben Sie damit das notwendige Rüstzeug, um sich für eine Variante des PfundsKur-Fitnessprogramms entscheiden zu können. Haben Sie die Ergebnisse Ihrer Tests in die Tabelle auf der Seite 17 eingetragen? Wenn nein, tun Sie das bitte noch, damit Sie im Lauf der PfundsKur in Zahlen sehen können, wie sich Ihre Fitness gesteigert hat.

Auswertung zur Gleichgewichtsfähigkeit

Altersgruppe	Kritisch: schlechte Gleichgewichtsfähigkeit	Normal: durchschnittliche Gleichgewichtsfähigkeit	Stabil: gute Gleichgewichtsfähigkeit
30 bis 39	bis 15 Sek.	15 bis 22 Sek.	über 22 Sek.
40 bis 49	bis 7 Sek.	7 bis 16 Sek.	über 16 Sek.
50 bis 59	bis 4 Sek.	4 bis 9 Sek.	über 9 Sek.
60 bis 69	bis 3 Sek.	3 bis 5 Sek.	über 5 Sek.
70 bis 79	bis 2 Sek.	2 bis 3 Sek.	über 3 Sek.
80 bis 89	bis 1 Sek.	1 bis 2 Sek.	über 2 Sek.

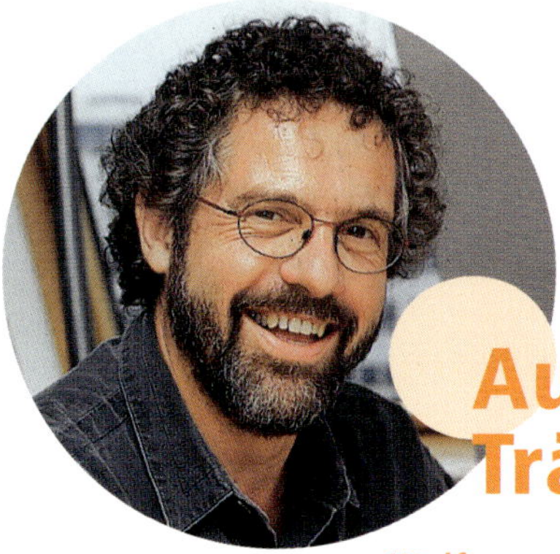

2. WOCHE

Aus den Fängen der Trägheit

Wolfgang Schlicht Hallo Anke, willkommen in der 2. PfundsKur-Woche, in der Sie Ihrem Wunsch zu walken, auf jeden Fall ein Stückchen näher kommen werden. Wir fangen mit flottem Gehen an.

Anke Meister Hallo, Herr Schlicht. Ich habe Ihren Vorschlag befolgt und bin auch noch nicht gewalkt. Stattdessen habe ich mich getestet und meinen Ausgangspunkt bestimmt. Dabei ging mir auch unser Gespräch von letzter Woche noch ein wenig durch den Kopf. Manchmal sind wir Menschen schon seltsam, hab ich mir gedacht. Denn, wie Sie gesagt haben, ist ja nicht das Vornehmen, sondern die richtige Umsetzung so schwer.

Wolfgang Schlicht Genau, zwischen Wollen und Tun klafft ein Abgrund, und viele Menschen kriegen es nicht hin, ihn zu überwinden. Sie befinden sich in den Fängen der Trägheit und schaffen es nicht heraus. Trotz bester Vorsätze tun diese Menschen immer wieder das, was sie eigentlich nicht mehr tun wollten – essen wieder Fast Food, obwohl sie den Vorsatz hatten, sich fettreduziert zu ernähren, oder bleiben vor dem Fernseher sitzen statt ins Fitnessstudio zu gehen.

Anke Meister So ist das auch mit meinen sportlichen Ambitionen gewesen. Anfangs war ich noch fleißig, aber dann habe ich immer weniger nach meinem Vorsatz gehandelt …

Wolfgang Schlicht … und das, obwohl die Aussichten eines bewegungsaktiven Lebens doch eigentlich so verlockend sind: besser aussehen, sich wohler fühlen, mehr Power für den Alltag gewinnen, ausgeschlafener und unternehmungslustiger sein – einfach: mehr Spaß am und im Leben haben.

Sicher, es gibt auch immer gute Gründe, um das bewegte Leben auf morgen zu verschieben. Keine Zeit, noch so viel zu erledigen, schlechtes Wetter, nicht die richtige Kleidung, nicht der richtige Sport und vieles mehr. Gute Vorsätze alleine reichen also nicht aus! Um unseren Wünschen Taten folgen zu lassen, braucht es eine gute psychologische Strategie.

Anke Meister Heißt das, dass ich von einem Psychologen betreut werden muss, damit ich mich abends regelmäßig zum Sport aufraffe?

Wolfgang Schlicht Nein, Anke, ein so schwieriger Fall sind Sie nicht! Was ich sagen wollte, ist, dass Sie in dieser PfundsKur etwas mehr über die psychischen Vorgänge erfahren und darüber, wie Sie Ihren inneren Schweinehund überlisten können und wie Sie sich überhaupt erst einmal einen realistischen Vorsatz schaffen.

Anke Meister Das hört sich spannend an, Herr Schlicht. Wie finde ich denn jetzt den richtigen und passenden Vorsatz für mich?

Wolfgang Schlicht Dafür müssen Sie Ihre eigenen Wünsche erkunden, sprich Ihr limbisch-emotionales System erforschen. Das ist der Teil des Gehirns, der immer dann aktiv wird, wenn gefühlsbetonte, emotionale Prozesse ablaufen – wenn wir uns ärgern, wenn wir uns freuen, wenn wir traurig sind oder wenn wir uns gerade vorstellen, wie schön es doch wäre, schlank und rank am Strand entlangzulaufen.

Anke Meister Bei der Vorstellung von Sommer und Meer wird mir schon ganz wohlig. Und richtig schlank am Strand wäre natürlich das höchste der Gefühle.

Wolfgang Schlicht Was Sie da spüren, das ist Ihr aktives limbisches System, Anke. Es bringt in uns Menschen Bedürfnisse hoch, die tief im Innersten verborgen sind und befriedigt werden wollen: das Bedürfnis nach Urlaub, Sommer und Erholung beispielsweise. Und wichtige Wünsche sind entsprechend mit positiven Gefühlen besetzt, damit wir eine Motivation haben, sie auch Wirklichkeit werden zu lassen. Da ist unsere Psyche wirklich geschickt.

Unbewusste Gefühle, Bedürfnisbefriedigung, Verhaltenssteuerung, all dies ist eng miteinander verbunden und bestimmt unser Handeln auch enorm. Allerdings haben wir stets eine Vielzahl von Bedürfnissen gleichzeitig in uns, und manche unserer Bedürfnisse widersprechen sich dabei einfach.

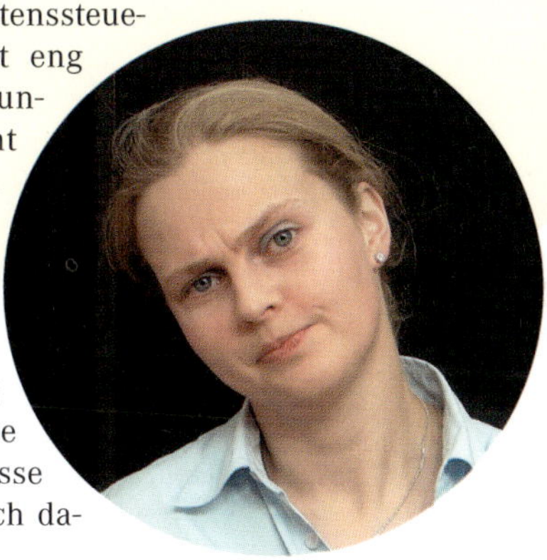

Anke Meister Ja, mein Wunsch, schlank in den Sommer zu gehen, der meinem Wunsch nach einer Thüringer Rostbratwurst widerspricht.

Wolfgang Schlicht Anke, Sie haben das Prinzip verstanden! Jetzt müssen Sie daran arbeiten, sich der unbewussten Bedürfnisse bewusst zu werden, sprich die Kräfte in Ihnen zu entdecken, die Sie zu bestimmten Handlungen bewegen!

Vielleicht ist es bei Ihnen ja wirklich das dynamische Walken mit Stöcken, das Sie zum abendlichen Aktivwerden motivieren kann, während die Wahl zwischen Spaziergang und Fernsehfilm

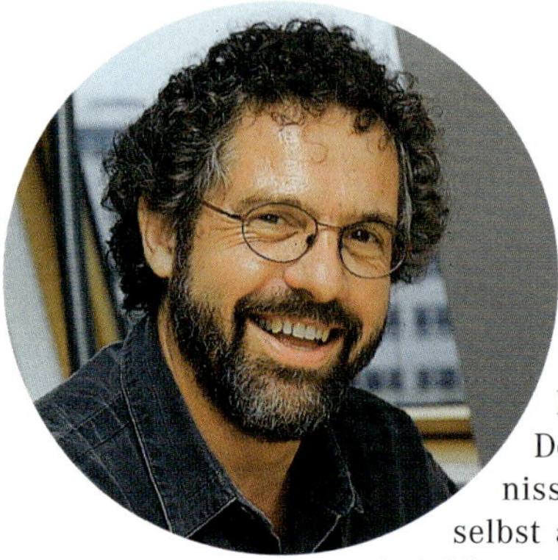

zugunsten des Filmes ausfällt. Denn nur Bedürfnisse, die einem selbst am wichtigsten sind, können zu einem Motiv reifen, das dann bei passender Gelegenheit zu einem Verhalten antreibt.

Anke Meister Das klingt alles sehr plausibel, Herr Schlicht. Aber es ist gar nicht so einfach, klar zu entscheiden, was mir wichtiger als etwas anderes ist. Wissen Sie, was ich damit meine, Herr Schlicht?

Wolfgang Schlicht Tatsächlich ist es nicht leicht zu sagen, welche Bedürfnisse einem am wichtigsten sind. Um diese Frage zu beantworten, kann man aber wieder seine Vorstellungskraft nutzen. Das tun übrigens auch Spitzensportler, um sich auf eine Herausforderung positiv einzustimmen und ihre Leistung zu steigern. So gehen Skiläufer, Rodler oder auch Bobfahrer vor dem Start die Strecke in Gedanken durch, fahren imaginär durch jede einzelne Kurve und können spüren, wie es ihnen bei dem (vorgestellten) Verhalten ergeht. Sie können Gefühle erzeugen, ohne das Verhalten wirklich werden zu lassen.

Für PfundsKur-Teilnehmer gilt, dass sie sich vorstellen sollten, verschiedene Sportarten auszuführen. Aus den aufsteigenden Gefühlen können sie dann erkennen, welche Bedürfnisse ihnen persönlich wichtig sind und was sie dauerhaft motivieren kann. Mit den Traumreisen kann man vorwegnehmen, wie wohl oder unwohl man sich in bestimmten Situationen fühlt.

Anke Meister So wie mir etwa schon beim bloßen Gedanken an Schwimmen ein kalter Schauer über den Rücken läuft, auch ohne dass ich ins kalte Wasser springe. Schwimmen hat mir in der Schule damals schon keine Freude bereitet.

Wolfgang Schlicht Tatsächlich sind es Lebenserfahrungen, die zu bestimmten emotionalen Reaktionen führen. Oder anders formuliert: Gefühlen liegen Spuren zugrunde, die frühere Ereignisse in unserem Leben hinterlassen haben. Stoßen wir später erneut auf das gleiche oder auf ein ähnliches Ereignis, dann löst dieses ein gutes oder schlechtes Gefühl aus.

Wir reagieren sogar körperlich auf solche Ereignisse: Herz- und Atemfrequenz erhöhen sich, Schweiß bricht aus. Wer ist nicht schon einmal vor Scham errötet, weil er sich an eine peinliche Situation erinnert hat? Oder vielleicht ist Ihnen, Anke, Schwimmen so verhasst, weil Sie als Kind immer die Langsamste waren und Ihre Mitschüler Sie deshalb gehänselt und auch ausgeschlossen haben. Schwimmen steht in diesem Sinne für die Erfahrung, nicht angenommen zu werden, und hat insofern eine extrem negative Verknüpfung für Sie.

Anke Meister Naja, ganz so schlimm ist es bei mir mit dem Schwimmunterricht nicht gewesen. Aber langsam war ich schon, während meine beste Freundin Janine immer zu den besten Schwimmerinnen der Schule gezählt hat. Das hat mich damals richtig neidisch gemacht. Schwimmen fand ich deprimierend.

Wolfgang Schlicht Bei vielen Menschen gibt es ähnliche Verknüpfungen zwischen negativen Erfahrungen mit dem Schulsport und negativer Empfindung bei der Vorstellung, heute Sport zu betreiben. Lassen Sie sich davon aber nicht entmutigen. Es ist längst erwiesen, dass die sportliche Leistungsfähigkeit genetisch bedingt ist. Das heißt aber nicht, dass Ihre Gene daran schuld sind, wenn Sie überhaupt keinen Sport machen. Außerdem gibt es für jeden Menschen körperliche Aktivitäten, die er als angenehm empfindet und die keine sportlichen Übungen sein müssen. Aktivitäten, die nicht von vornherein mit schlechten Gefühlen belastet sind – Sie müssen keine Sportskanone werden. Nur mehr bewegen sollten Sie sich. Diese Wochen fangen wir an, gezielt den Anteil an Bewegung in Ihrem Leben zu erhöhen. Das erreichen wir zunächst durch die Erhöhung von Alltagsaktivitäten. Inspirationen dazu geben wir Ihnen gleich.

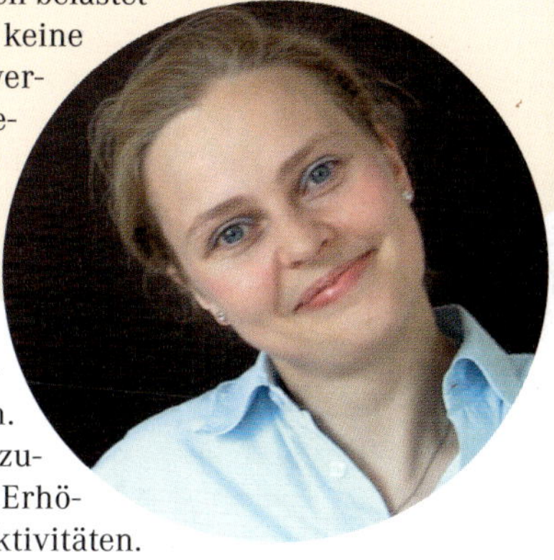

Ein Teufelskreis

Übergewichtige stecken häufig in einem richtigen Dilemma. Sie wissen zwar, dass sie sich mehr bewegen sollten, um ihr Körpergewicht zu reduzieren, doch es ist gerade ihr Mehr an Körpergewicht, das ihnen Bewegung unangenehm macht – für manche macht es sie sogar zur Tortur: Muskeln, Knochen, Sehnen und Bänder schmerzen bei Anstrengung, der Atem ist kurz und das Herz rast.

Nicht wenige Übergewichtige deuten die unangenehmen Empfindungen beim Sport schließlich als Indiz, dass körperliche Aktivität in ihrem Fall ungesund sei. Bei ihrer Fülle, folgern sie, wird es wohl besser sein, sich zu schonen und körperliche Strapazen zu meiden. Ein Teufelskreis, denn in der Folge des Schonverhaltens verkümmern die Muskeln, der Stoffwechsel fährt zurück und die Muskelzellen verlieren an Fähigkeit, Kohlenhydrate und Fette zu verbrennen. Das bedeutet konkret: der Übergewichtige nimmt noch weiter zu.

Info

Wie viel Bewegung sollte es sein?

Auf lange Sicht empfehle ich Ihnen, mindestens 1200 Kilokalorien pro Woche zusätzlich zum Ruheumsatz zu verbrauchen. Das ist ein Maß, das weltweit von Sportwissenschaftlern als gesundheitswirksames Mindestmaß empfohlen wird. Für Ihre Herzgesundheit wäre es sogar wünschenswert, wenn Sie 1500 bis 2000 Kilokalorien pro Woche zusätzlich zum Ruheumsatz verbrauchten.

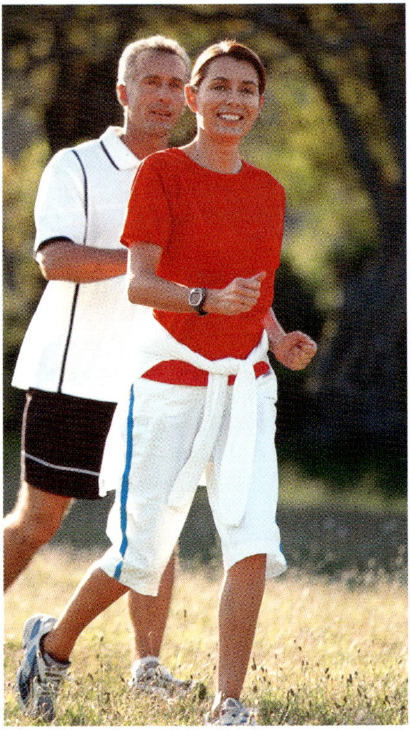

Für Gesundheit und Wohlbefinden: Aktivität soll anstrengen, aber nicht überfordern – und vor allem Spaß machen.

Sprechen wir offen

Ich will mit offenen Karten spielen. Wenn Sie sich auf den Weg zu einer gesteigerten Fitness begeben, wenn Sie abnehmen und das Gewicht halten wollen, wenn Sie Ihr Wohlbefinden und Ihre Lebenszufriedenheit steigern möchten, dann müssen Sie durch die Phase des anfänglichen Missempfindens hindurch – auch beim PfundsKur-Aktiv-Programm. Schaden zufügen werden Sie sich aber nicht. Das PfundsKur-Programm steigert langsam und bietet Aktivitäten an, die auch für

Übergewichtige geeignet sind. Und irgendwann wird Ihnen Ihr Bewegungspensum sogar Freude bereiten – versprochen!

Gesundheitsorganisationen empfehlen

Wenn Sie den Empfehlungen der großen amerikanischen und europäischen Gesundheitsorganisationen folgen wollen, dann sollten Sie an den meisten Tagen pro Woche, am besten sogar täglich, mindestens 30 Minuten so aktiv sein, dass Sie ins Schwitzen geraten. Waren Sie bislang nicht körperlich oder gar sportlich aktiv, dann ist dieses Pensum für den Anfang zu hoch. Die kommenden zehn Wochen werden Sie mindestens brauchen, um das empfohlene Maß zu verwirklichen. Ihr Körper muss sich an ein Mehr an Aktivität erst gewöhnen. Steigen Sie zu schnell in das Training ein, dann überfordern Sie Ihre Muskulatur und Ihren Kreislauf. Der Spaß am Aktivsein wird sich nicht einstellen und Sie werden bald wieder aufgeben.

Täglicher Energiebedarf

Die Organisation für wirtschaftliche Zusammenarbeit in Europa (OECD) – wie auch andere Organisationen – sammelt immer wieder Daten über das Gesundheitsverhalten der Europäer. Essen und trinken, sich bewegen oder rauchen, das sind Verhaltensweisen, die sich auf lange Sicht positiv oder negativ auf den Gesundheitszustand auswirken können. Die jüngste Studie der OECD besagt, dass die Deutschen durchschnittlich pro Tag so viel essen, dass sie damit mehr als 3500 Kilokalorien zu sich nehmen.

Nach einer Faustregel gilt: Menschen, die sich körperlich wenig bewegen, sollten pro Tag so viele Kilokalorien aufnehmen, wie ihr Körpergewicht mit 30 multipliziert ergibt. Bei einer 80 Kilogramm schweren Person wären das also 30 x 80 = 2400 Kilokalorien. Ist die Person in einem mittleren Ausmaß aktiv, dann gilt der Faktor 35, unsere Beispielrechnung würde dann lauten 35 x 80 = 2800 Kilokalorien. Wer für sich etwas genauer ermitteln möchte, wo sein Energieverbrauch liegt, findet im Folgenden eine Anleitung dazu.

Die Energiemenge, die für die Aufrechterhaltung der Körperfunktionen selbst im Zustand körperlicher Ruhe (also im Schlaf) benötigt wird, nennt man Ruheumsatz oder Grundumsatz.

Energie zum Leben

Das Leben braucht Energie. Unser Organismus muss auch in absoluter Ruhe Energie aufwenden, um seine Grundfunktionen aufrechtzuerhalten. Das nennt man den Grundumsatz, der für Männer und Frauen unterschiedlich ist. In welchem Bereich Ihr Ruheumsatz liegt, können Sie den Grafiken auf der Seite 28 entnehmen.

Zum Grundumsatz kommen noch der Arbeitsumsatz und ein Anteil hinzu, der aufgewendet wird, um Nahrung zu verdauen, genannt thermischer Umsatz der Nahrungsaufnahme.

Gehen wir davon aus, ein Mann im Alter von 50 Jahren, 1,70 Meter groß

Ruheumsatz in 24 Stunden

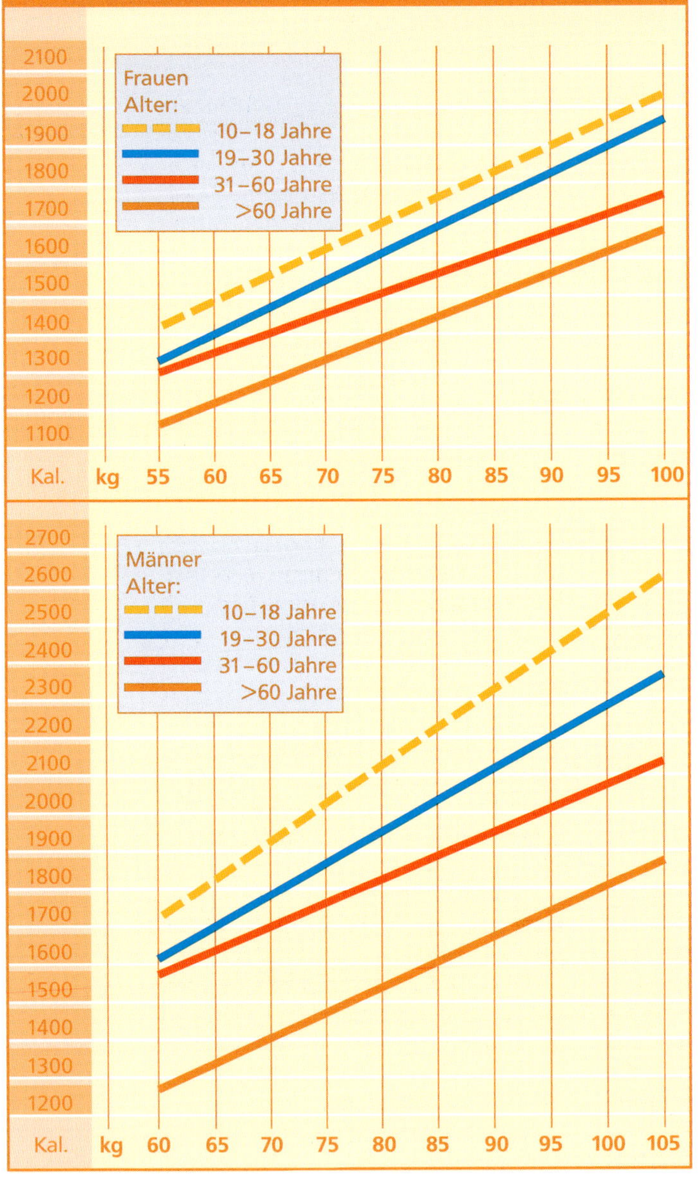

und 75 Kilogramm schwer, verbringt seinen Alltag sitzend mit Bürotätigkeit. Sein Grundumsatz beträgt etwa 1500 Kilokalorien. Während seiner Bürotätigkeit verbraucht er etwa 500 Kilokalorien, die zum Grundumsatz addiert werden müssen. Seinen Feierabend verbringt er dann ebenfalls ruhig sitzend vor dem Fernseher, was eine Verbrennung von lediglich 300 Kilokalorien bedeutet.

Mit anderen Worten, unser Herr aus dem Beispiel ist ein ganz normaler, leicht übergewichtiger und nicht allzu aktiver Mann, wie wir ihn in Deutschland sehr häufig finden. Sein Energieumsatz in 24 Stunden beträgt – grob, über den Daumen und für sein Verhalten auch noch freundlich gerechnet – 2300 Kilokalorien.

Im Durchschnitt isst man mehr

Wenn unser Beispielmann so isst wie der Durchschnitt der europäischen Bevölkerung, dann nimmt er allerdings durch die Nahrung mehr Energie als die oben errechneten 2300 Kilokalorien auf – im Durchschnitt isst der Deutsche ja über 3500 Kilokalorien täglich. Um das Gleichgewicht von Energiezufuhr und Energieverbrauch zu halten, müsste unser Beispielmann einen Tagesüberschuss von mehr als 1000 Kilokalorien pro Tag durch Bewegung verbrauchen. Dafür müsste er mindestens vier Stunden flott spazieren gehen oder vierzig Minuten kontinuierlich treppensteigen.

Tut das unser Beispielmann nicht, so sieht er das Ungleichgewicht zwischen Verbrauch und Zufuhr bald auf seiner Waage, er merkt es an seinem Bauchumfang und er spürt es bei jedem Treppensteigen oder auch beim Schuhebinden.

Übergewicht ist kein unentrinnbares Schicksal

Übergewicht ist – einmal abgesehen von einigen wenigen Personen, die unter einer Stoffwechselerkrankung leiden – etwas, das sich durch das eigene Verhalten beeinflussen lässt: Energieaufnahme und Energieverbrauch können ins Gleichgewicht gebracht werden oder anders formuliert: Wenn fettarme ausgewogene Ernährung und ein angemessenes Maß an Bewegung sich ergänzen, kann man Übergewicht effektiv bekämpfen.

Die Energiebilanz verbessern

Wenn Sie mit Ihrem Gewicht unzufrieden sind und Ihre Lebensqualität steigern möchten, müssen Sie in erster Linie daran interessiert sein, möglichst viel Energie (Kalorien) zu verbrauchen. Am besten wäre es sogar, Sie verbrauchen mehr Energie, als Sie durch Essen aufnehmen, was letztlich eine negative Energiebilanz bedeutet. Dann holt sich der Organismus seine Energie nämlich vor allem aus den Fettreserven und baut infolgedessen Fettmasse ab.

Energie verbrauchen und Fett verbrennen kann der Körper sogar im Schlaf, wobei er sich dann jedoch umso mehr Energie holt, je höher der Ruheumsatz ist. Der wiederum ist umso höher, je mehr Muskulatur vorhanden ist, denn die Muskeln sind der Ort, an dem die Energie verbrannt wird. Und weil Bewegung und Sport in unserem Körper die Muskelmasse erhöht, gibt es zwei gute Gründe für Sie, Sport zu treiben: Sie verbrauchen Energie und Sie erhöhen Ihren Grundumsatz.

Sport bringt dauerhaften Erfolg

Wissenschaftliche Studien zeigen, dass man bei den üblichen kalorienreduzierten Diäten Gewicht verliert und dass das nicht nur zulasten der Fettreserven geht, sondern auch zulasten der Muskulatur. Mit der Folge, dass der Ruheumsatz gesenkt wird und sich später das Gewicht wieder erhöht. Dieses scheint ein Grund für den „Jo-Jo-Effekt“ zu sein, der nach einer Diät zu beobachten ist. Körperlich aktive Menschen haben aufgrund ihrer höheren Muskelmasse dagegen eine gute Chance, ihr reduziertes Gewicht auch auf Dauer zu halten. Und natürlich gilt deshalb: Nutzen Sie die vielen kleinen Gelegenheiten des Alltags, um Energie zu verbrennen und die Muskeln zu stärken.

Eine wichtige Vereinbarung

Lassen Sie uns heute und jetzt eine wichtige Vereinbarung treffen:

Jede Aktivität lohnt sich!

Um Energie zu verbrennen und die Muskulatur zu erhalten, müssen Sie keinen Hochleistungssport betreiben oder verbissen jeden Tag Ihr Sportpensum herunterspulen. Der Wert körperlicher Aktivität hängt auch nicht davon ab, dass Sie sich körperlich bis zur Erschöpfung verausgaben. Hausarbeit, Gartenarbeit, Federballspielen, Spazierengehen, Schwimmen, Kegeln, Bowling und vieles andere mehr verbraucht ebenfalls Energie. Schon täglich sechs Minuten Treppensteigen verlängern das Leben im statistischen Durchschnitt um zwei Jahre, wie das renommierte „New England Journal of Medicine" einmal berichtet hat.

Mehr Bewegung im Alltag

In dieser 2. PfundsKur-Woche beginnen Sie damit, Ihr Maß an Aktivität zu erhöhen. Bei dieser Aufgabe sind von Ihnen auch Ideenreichtum und Selbstbeobachtung gefordert. Wenn Sie Ihren Alltag einmal bewusst betrachten, werden Sie erstaunt sein, wie viele Möglichkeiten zur Bewegung Sie jeden Tag vertun: Sie benutzen das Auto selbst für kurze Strecken, fahren Fahrstuhl selbst in das zweite Stockwerk, benutzen auch bei wenigen Waren einen Einkaufswagen statt eines Korbs und noch vieles mehr. Kurzfristig mag Ihnen der Einsatz von Hilfsmitteln wie Fahrstühlen, Rolltreppen etc. das Leben erleichtern. Da bei einer solchen Lebensweise aber auch Muskulatur abgebaut und durch die aufgenommene Nahrung Fett eingelagert wird, „erschweren" Sie sich längerfristig aber das Leben, obwohl Sie es sich kurzfristig und vordergründig erleichtern.

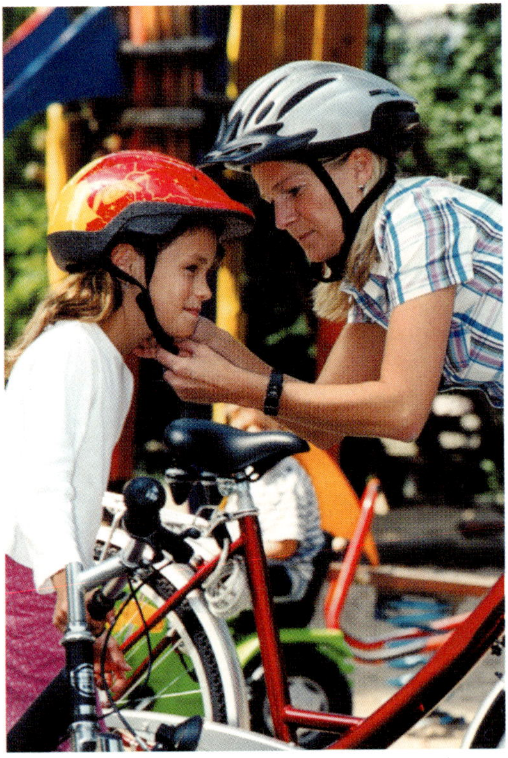

Es gibt viele Möglichkeiten, die Alltagsbewegung zu steigern – Radfahren statt Autofahren etwa.

Checken Sie Ihre Alltagsaktivitäten

Die folgende Liste enthält Anregungen beziehungsweise Aufgaben für Alltagsaktivitäten. Am besten setzen Sie diese wann immer möglich um und dokumentieren dies in einer Strichliste rechts daneben. Am Ende dieser Woche haben Sie einen guten Einblick, wie bewegt Ihr alltägliches Leben sein kann.

- **Gehen, nicht fahren:** Ich steige eine Haltestelle früher aus und gehe die restliche Strecke zu meiner Arbeit, zu meiner Wohnung zu Fuß. ☐
- **Tragen, nicht fahren:** Ich lasse den Einkaufswagen stehen und benutze stattdessen einen Einkaufskorb. ☐
- **Der erste Stock:** Ich gehe zunächst in die erste Etage und nehme erst dann den Fahrstuhl. ☐
- **Ein paar Meter mehr:** Ich nehme einen Parkplatz, ein Parkhaus, von dem aus ich noch einige Minuten gehen muss, um ins Büro oder zu meiner Verabredung zu kommen. ☐
- **Verdauen gehen:** Ich gehe nach dem Mittagstisch noch fünf Minuten um den Häuserblock. ☐
- **Zeit nehmen:** Wenn ich Feierabend habe, mache ich noch einen Spaziergang von mindestens zehn Minuten. ☐
- **Stufe für Stufe:** Ich benutze die Treppe und nicht die Rolltreppe oder den Aufzug. ☐
- **Aufstehen:** Meine Telefonate führe ich im Stehen oder ich stehe während des Telefonierens zumindest immer mal wieder auf. ☐
- **Botschaften:** Informationen an meine Kollegen bringe ich – wann immer möglich – persönlich vorbei. ☐
- **Zähne und Zehen:** Beim Zähneputzen stehe ich immer für kurze Zeit im Zehenstand und lasse mich dann wieder auf den ganzen Fuß absinken. ☐
- **Jede Flasche einzeln:** Ich deponiere meinen Getränkevorrat im Keller oder in einem von Küche und Wohnraum weiter entfernt liegenden Raum. Ich hole immer nur eine Flasche in die Küche. Dann muss ich häufiger laufen. ☐
- **Radfahren:** Zu meiner Arbeitsstätte fahre ich mit dem Fahrrad, sofern es das Wetter zulässt. ☐
- **Spielen:** Ich spiele öfter mal mit meinen Kindern oder meinem Partner Federball, Frisbee oder Ähnliches. ☐
- **Mini-Spaziergänge:** Ich stehe nach jeder Stunde von meinem Schreibtischstuhl auf und gehe zweimal durch mein Arbeitszimmer oder aber den Flur entlang. ☐

Zwei PfundsKur-Varianten

Wir bieten Ihnen für die folgenden zehn Wochen zwei Varianten an, mit denen Sie richtig in Bewegung kommen. Beide Varianten steigern den Energieverbrauch und erhöhen die Leistungsfähigkeit Ihres Herz-Kreislauf-Systems. Und für beide Varianten gilt die eben getroffene Vereinbarung:

Ich mache im Alltag mobil!

Welche Variante für Sie richtig ist, hängt vor allem vom Zustand Ihrer körperlichen Fitness ab. Schauen Sie dazu noch einmal auf Ihre Testergebnisse aus der ersten PfundsKur-Woche auf Seite 17:

- Sind Ihre Fitness-Testwerte im Stufen- oder Walking-Test für Ihr Alter unterdurchschnittlich, dann ist Ihre Kondition recht schwach und die sanfte Trainings-Variante ist richtig für Sie.
- Sind Ihre Werte in beiden Tests durchschnittlich oder gar besser als für Ihr Alter üblich, dann betreiben Sie entweder seit geraumer Zeit Sport oder sind genetisch mit einer guten Fitness ausgestattet. Die dritte Möglichkeit besteht darin, dass Sie früher einmal sportlich aktiv waren und heute noch von dieser Zeit profitieren. Doch unabhängig davon, warum Ihre Werte so gut ausgefallen sind, können Sie bei durchschnittlich bis guten Ergebnissen in diesen beiden Tests auf jeden Fall die sportliche Variante angehen. Wenn Sie gute Werte in den Tests haben, aber befürchten, dass das Fortgeschrittenen-Programm Sie überfordern könnte, dürfen Sie sich selbstverständlich für die sanfte Variante entscheiden.

Mein PfundsKur-Aktiv-Programm:

- ☐ sanfte Variante
- ☐ fortgeschrittene Variante

Das erwartet Sie konkret

Beide Varianten haben ähnliche zeitliche Umfänge, unterscheiden sich aber in der Wahl der Sportaktivität sowie in Umfang und Intensität der Belastung. Die Teilnehmer der sanften Variante können nach ihren zehn PfundsKur-Wochen gerne noch das Programm der fortgeschrittenen Variante ab Woche sieben anschließen, konditionell ist das für sie dann kein Problem mehr. Nach diesen insgesamt 14 Trainingswochen gilt für Sie wie für alle anderen nach den zehn Trainingswochen: in Zukunft unter eigener Regie trainieren! Denn die PfundsKur hört nie auf, sondern will Ihre Lebensgewohnheiten dauerhaft umstellen und Sie für immer in Bewegung bringen. Daher erfahren Sie in diesem Buch viel über die Gestaltung eines Trainings und können mit diesem Wissen ebenso vielfältig wie selbstständig weitermachen.

Mehr Muskelkraft

Da Sie wahrscheinlich längere Zeit nicht mehr „richtig" körperlich aktiv waren, gilt es, in der 2. PfundsKur-Woche die Muskelkraft und Beweglichkeit wieder zu erwecken. Führen Sie die folgende Kräftigungsgymnastik in dieser Woche einmal komplett durch und achten Sie dabei auf eine gute Atmung.

1 Kräftigung der Beinmuskulatur – Treppensteigen

Wenn Sie entsprechend unseren Empfehlungen künftig lieber die Treppe benutzen als den Fahrstuhl oder die Rolltreppe, ist das bereits ein guter Anfang, um Ihre Beinmuskulatur zu stärken. Noch mehr Muskelkraft gewinnen Sie allerdings, wenn Sie ganz gezielt und bewusst an der Treppe trainieren:

- Gehen Sie dazu die Treppen nicht Stufe für Stufe, sondern nehmen Sie zwei oder auch drei Stufen auf einmal.
- Lassen Sie sich beim Treppenhochsteigen Zeit und führen Sie die Bewegung langsam und fließend aus.
- Strecken Sie Ihr vorderes Bein beim Hochziehen bewusst durch, das kräftigt die Beinmuskulatur.
- Machen Sie das 30-mal.

Treppensteigen für Fortgeschrittene

Wenn Sie sich mit der oben dargestellten Übung noch nicht genug ausgelastet fühlen, dann belasten Sie die Beine nicht abwechselnd, sondern dauerhaft:

- Beginnen Sie mit dem linken Bein hochzusteigen, stellen Sie den linken Fuß oben auf der Treppe ab, ziehen Sie das rechte Bein nach, bis Sie beidbeinig auf der Stufe stehen. Dann beginnen Sie wieder mit dem linken Bein.
- Nach 15 Wiederholungen die Arbeit auf das rechte Bein verlagern. Wenn Sie die Übung durchführen, sieht das zwar aus, als hätten Sie sich verletzt, aber die Bewegung hat eine wirklich gute Kräftigungswirkung!

Achten Sie bei allen Kräftigungsübungen auf eine ruhige Atmung. Keine Pressatmung.

2 Kräftigung der Armmuskulatur – Küchentraining

Eine gute Möglichkeit zur Kräftigung der Armmuskulatur bietet Ihre Küche:

- Stellen Sie sich in zirka einem bis eineinhalb Meter Entfernung vor die Arbeitsfläche und stützen Sie sich mit ausgestreckten Armen auf der Platte ab. Strecken Sie Ihren Körper durch wie ein Brett und halten Sie die Spannung.
- Machen Sie jetzt „Liegestütze" an der Arbeitsplatte, beugen und strecken Sie Ihre Arme.
- Achten Sie darauf, dass die Rumpfmuskulatur tatsächlich die ganze Zeit angespannt ist, sodass Sie nicht in Gefahr geraten, ins Hohlkreuz zu fallen.
- Absolvieren Sie 15 bis 20 Wiederholungen und schon sind Ihre Muskeln im oberen Schultergürtel- und Armbereich zu einem guten Kräftigungstraining gekommen.

③ Kräftigung der Oberschenkel-muskulatur

Ein weitere Übung zur Kräftigung Ihrer Beinmuskulatur:

- Sie benötigen dafür einen Stuhl oder Sessel und gehen über ihm in die so genannte Eiformhocke, die auch alpine Skirennläufer bei der Abfahrt einnehmen. Beugen Sie hierzu Ihre Knie so weit, dass Sie mit Ihrem Gesäß ganz knapp über der Sitzfläche des Stuhles schweben. Ihre Körperhaltung entsprich also weitestgehend der Position, die Sie auch beim Sitzen einnehmen, aber ohne das Hilfsmittel Stuhl zu berühren.

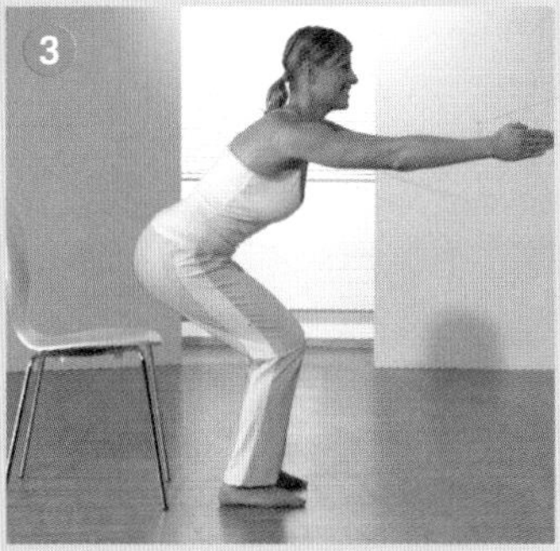

- Halten Sie diese Position so lange, bis es in den Beinmuskeln zu „brennen“ anfängt.
- Während dieser Übung sollten Sie ganz besonders auf eine ruhige Atmung achten, Luft nicht anhalten und keine Pressatmung!

④ Kräftigung der Bauchmuskulatur

Zur Kräftigung und Formung der Bauchmuskulatur führen Sie diese Übung durch:

- Setzen Sie sich auf einen Stuhl und lassen Sie etwas Spielraum zwischen Gesäß und Lehne. Lehnen Sie sich dann so weit zurück, wie es für Sie bequem ist. Halten Sie Ihre Beine locker und leicht gebeugt und drücken Sie Ihre Fersen nach hinten unten in den Boden.
- Spannen Sie nun Ihre Bauchmuskeln an und versuchen Sie, Ihren Oberkörper aus der zurückgelehnten Position ein Stück weit von der Lehne abzuheben.
- Halten Sie diese Position für zehn bis fünfzehn Sekunden und lassen Sie sich dann wieder langsam zurücksinken in Richtung Lehne, aber berühren Sie diese nicht mehr. Halten Sie die Spannung und bewegen Sie den Oberkörper wieder nach vorne.
- Übung 5- bis 7-mal wiederholen.

Kräftigung der Bauchmuskulatur für Fortgeschrittene

Sollte Ihnen das normale Bauchmuskel-Training zu einfach erscheinen, dann machen Sie es sich schwerer:

- Kreuzen Sie zusätzlich Ihre Arme vor der Brust oder halten Sie die Arme gestreckt hinter dem Kopf und bewegen Sie sie wechselweise leicht nach vorne und hinten, während Sie sich durch die Anspannung Ihrer Bauchmuskulatur in der leicht rückgebeugten Position halten – dies ist die schwierigste Stufe.
- Vergessen Sie dabei nicht, ruhig zu atmen.
- Übung 5- bis 7-mal wiederholen.
- Wenn Sie diese Übung unabhängig von der kompletten Durchführung der Kräftigungsgymnastik mehrmals an einem Tag ausführen, nähern Sie sich deutlich dem Idealziel eines knackigen „Waschbrettbauchs“ oder – wie es neudeutsch heißt – eines Sixpacks.

Aufgaben für die 2. Woche

Auch die Ausdauer gilt es, in dieser Woche zu verbessern, allerdings ist der Trainingseinstieg sanft. Gehen Sie (egal ob Sie die sanfte oder fortgeschrittene Variante verfolgen) in dieser Woche an mindestens drei Tagen für jeweils 20 Minuten flott zu Fuß. Im Sprachgebrauch der Sportwissenschaft heißen diese Zeiten, an denen Sie eine definierte Belastung absolvieren, Trainingseinheiten. Drei Ausdauer-Trainingseinheiten sind es also diese Woche. Trauen Sie sich dabei ruhig etwas zu. Ziehen Sie alle fünf Minuten das Gehtempo für zwei Minuten an, erholen Sie sich anschließend wieder durch langsameres Gehen.

Lieber Rad fahren?

Wenn Sie es vorziehen, mit dem Fahrrad zu fahren, dann können Sie selbstverständlich auch dieses benutzen. Dann müssen Sie aber mindestens 30 Minuten pro Trainingseinheit fahren und das unbedingt immer mit einem Helm. Denn Fahrradstürze gehen meistens mit Kopfverletzungen einher, die sich durch das Tragen eines guten, geprüften Helmes, den Sie im Fahrradladen kaufen sollten, vermeiden ließen.

Das „passende" Fahrrad

Beim Fahrradfahren sollten Sie darauf achten, dass Ihr Fahrrad zu Ihrer Körperhöhe passt, die Sattelhöhe stimmt und Sie mit Frequenz und nicht mit Kraft fahren. Schalten Sie also in einen niedrigen Gang und treten Sie öfter, statt mit einem großen Gang zu fahren. Sie wollen doch in erster Linie Ihre Ausdauer schulen und nicht Ihre Beinkraft.

Für die Anpassung an die Körpergröße ist vor allem die Rahmenhöhe des Fahrrads wichtig. Bis zu einer Körpergröße von 1,70 Meter brauchen Sie einen eher kleinen Rahmen *(small)*, bis zu 1,80 Meter fahren Sie einen normalen oder mittleren Rahmen *(medium)* und ab 1,80 Meter sollten Sie einen großen *(large)* Rahmen bevorzugen.

Die Sattelhöhe einstellen

Die Sattelhöhe Ihres Fahrrads stellen Sie so ein, dass Sie im Stehen mit der Spitze des einen Fußes Bodenkontakt haben und mit der Ferse des anderen die Pedale in der tiefsten Stellung berühren. Beim sportlichen Fahren sollten Lenker und Sattel auf einer Ebene sein. Sitzen Sie mit leicht nach vorne gebeugtem Oberkörper im Winkel von etwa 45 Grad. Die Arme sollten nicht durchgestreckt, sondern leicht gebeugt sein.

Sanfte und fortgeschrittene Variante: Ihr Aktiv-Programm für Woche 2

- **Täglich Alltagsaktivität steigern (siehe auch Seite 31)** ☑☑☑☑☑☑☑
- **2-mal Kräftigungsgymnastik (siehe Seite 33 f.)** ☑☑
- **3-mal flott zu Fuß gehen für mindestens 20 Minuten** ☐☐☐

***Jede erledigte Aktivität können Sie in den Feldern rechts einfach abhaken** ☑

3. WOCHE

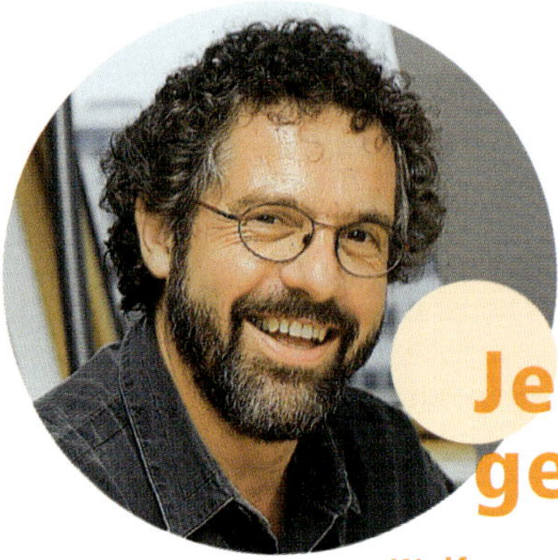

Jetzt wird gewalkt und gelaufen

Wolfgang Schlicht Hallo in der 3. PfundsKur-Woche, Anke. Ich hoffe, das flotte Spazierengehen hat Ihnen Spaß gemacht und die kräftigende Gymnastik natürlich ebenfalls. Besonders freuen würde es mich, wenn Sie in der letzten Woche Ihr Gefühlsleben ein wenig besser kennen gelernt haben und ein Gespür entwickeln konnten, was Ihnen gut tut und was nicht.

Anke Meister Hallo, Herr Schlicht, tatsächlich habe ich Interessantes über mich erfahren. Ich habe bei so manchen Dingen inzwischen Ahnung, warum ich sie mag beziehungsweise warum sie mich wenig begeistern können. Allerdings fällt es mir noch schwer, wie ich mit diesem Wissen nun meine guten Vorsätze erfolgreich und dauerhaft umsetzen kann. Irgendwie finde ich das Ganze für die Praxis noch nicht so richtig brauchbar.

Wolfgang Schlicht Anke, an sich haben Sie jetzt schon einiges in der Hand, um besser gegen Trägheit und den inneren Schweinehund gerüstet zu sein.

Sie wissen etwa, dass der Erfolg von guten Vorsätzen vor allem davon abhängt, dass diese auch tatsächlich von Ihnen selbst kommen und nicht fremdbestimmt sind.

Sie wissen, dass manche Aktivitäten in Ihnen gute Gefühle erzeugen, während andere abstoßend wirken.

Sie wissen, dass Aktivitäten für Sie passend sind, die Sie positiv ansprechen, und wissen auch, dass in Ihnen widerstreitende Kräfte leben. So ist in Ihnen das Bedürfnis nach Ausruhen ebenso vorhanden wie das Bedürfnis nach ausgleichender Bewegung, und so kommt es eben, dass Sie manchmal doch zu Hause sitzen bleiben, obwohl Sie eigentlich Sport treiben wollten.

Und dieses Wissen, Anke, ist Ihr Handwerkszeug, um ein verhaltenswirksames Ziel zu formulieren, das Sie langfristig bindet.

Anke Meister Aber das Ziel kenn ich doch schon. Ich will mich künftig mehr bewegen.

Wolfgang Schlicht Ja, aber dieses Ziel ist sehr allgemein formuliert, schwer fassbar, recht abstrakt. Sie brauchen ein Ziel, dass sich in eine Handlung umsetzen lässt – ein handlungswirksames Ziel, wie der Psychologe sagt. Also statt „Ich will mich mehr bewegen“ sollten Sie sagen „Ich will pro Woche auf jeden Fall zweimal für mindestens eine halbe Stunde walken gehen“.

3. Woche

Beachten Sie bei der Formulierung: Das Ziel sollte so offen wie möglich und so konkret wie nötig formuliert sein. Außerdem sind folgende Punkte wichtig bei der Formulierung eines verhaltenswirksamen Ziels: Bedeutsamkeit, Kontrolle, Annäherung und positive Markierung.

Anke Meister Das hört sich jetzt aber ziemlich kompliziert an ...

Wolfgang Schlicht ... keine Angst, es hört sich komplizierter an, als es ist. Bei einem Ziel mit Bedeutsamkeit für Sie selbst folgen Sie Ihren eigenen Motiven und nicht den Anliegen Ihrer Mitmenschen. Wenn Sie also sportlich aktiv werden, nur weil Ihr Lebenspartner es von Ihnen erwartet oder Ihr Arzt Ihnen das nahe legt, dann werden Sie nur wenig dauerhaften Erfolg damit haben. Außerdem ist es wichtig, dass Sie sich mit Ihrem Ziel nicht überfordern, dass Sie nicht zu viel auf einmal wollen.

Anke Meister Ich soll mir also nicht gleich vornehmen, eine Stunde am Stück zu joggen, sondern besser eine Dreiviertelstunde Walken ins Auge fassen.

Wolfgang Schlicht Genau Anke, und mit Walking sind wir ja wieder bei Ihrem Lieblingsthema gelandet. Hierzu die besten Nachrichten von mir - diese Woche fangen wir dann so richtig mit dem Walken an.

Anke Meister Klasse, das freut mich sehr. Dann sage ich doch gleich ganz konkret, dass mein Ziel diese Woche darin liegt, dreimal walken zu gehen.

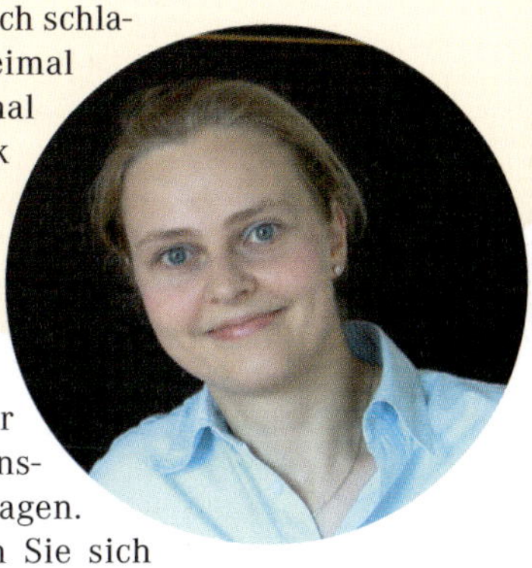

Wolfgang Schlicht Ich schlage Ihnen vor, zweimal zu walken und einmal Kräftigungsgymnastik zu absolvieren. Damit bringen Sie Ihre Fettverbrennung richtig schön in Gang. Aber eigentlich wollte ich Ihnen noch etwas mehr zum Thema „verhaltenswirksame Ziele" sagen. Doch vielleicht lesen Sie sich dazu einfach die folgende Auflistung durch und wir beginnen gleich mit dem Walking-Training.

Verhaltenswirksame Ziele

Info

Um verhaltenswirksam zu sein, müssen Ziele

- **für Sie selbst bedeutsam sein,**
- **durch eigenes Zutun erreichbar sein (Kontrolle),**
- **auf ein Ziel hinführen und nicht von ihm weg (Annäherung),**
- **einen positiven Gefühlszustand auslösen (positiv markieren),**
- **sich auf das Verhalten beziehen und nur so konkret wie nötig sein (Konkretheit).**

Mehr Energie verbrauchen

Schön, dass ich Sie diese Woche wieder begrüßen kann – und mein Kompliment! Nun sind Sie schon zwei Wochen bei der PfundsKur dabei. Sicherlich haben Sie inzwischen festgestellt, dass es gar nicht so schwierig ist, aktiv zu sein. Die Alltagsaktivität erhöhen, Gymnastik machen und schon steigern Sie den Energieverbrauch.

In den folgenden Wochen wollen wir in der PfundsKur dafür sorgen, dass der Energieverbrauch kräftig zunimmt, und zwar unabhängig davon, ob Sie mit der sanften Variante oder mit der fortgeschrittenen Ihr PfundsKur-Ziel erreichen möchten. In beiden Varianten werden wir mit dem Aktiv-Programm dafür sorgen, dass das Fett aus Ihren Körperdepots die Energie für die gesteigerte Bewegungsbelastung bereitstellt. Wir set-

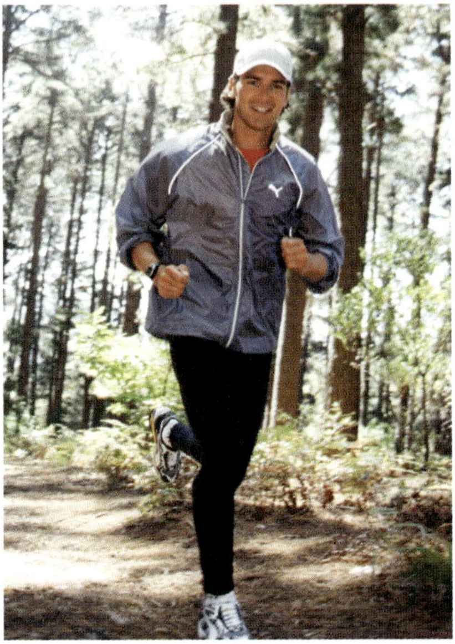

„Lang andauernd“ sind Laufbewegungen wie das Joggen, die mehr als 25 Minuten mit mäßiger Anstrengung durchgeführt werden.

Info

Warum Fett für den Körper günstig ist

Der Körper holt sich die Energie für Grund- und Arbeitsumsatz im Wesentlichen aus drei Stoffgruppen: aus den Kohlenhydraten (beispielsweise Glykogen, Stärke), den Fetten (Lipiden) und den Fettsäuren (Tryglyceride, Stearinsäure etc.) sowie aus den Eiweißen (Proteine), die allerdings eine gewisse Sonderrolle einnehmen.

Die drei Stoffgruppen besitzen einen unterschiedlichen Brennwert, wobei der Körper am meisten Energie in Form von Fett anlagern kann: In einem Gramm Fett können 9,3 Kilokalorien gespeichert werden, in einem Gramm Kohlenhydrate nur etwa vier Kilokalorien, in den Eiweißen ebenfalls lediglich zirka vier Kilokalorien, daher hat sich der Körper auf die Reservehaltung in Form von Fett spezialisiert. Denn die Fettpölsterchen an Hüfte und Schenkeln sind schließlich nichts anderes als Vorräte von Energie für Zeiten der Not: Sollte einmal eine Zeit keine Nahrung für den Organismus verfügbar sein, kann der Körper zum Überleben auf Energierücklagen in den Fettzellen zurückgreifen und dabei aus jedem Gramm mehr als doppelt so viel Energie gewinnen wie aus Eiweiß und Kohlenhydraten.

Aufgaben für die 3. Woche

Dann also los in die 3. PfundsKur-Woche. Die Einsteiger walken in der sanften Variante, die Sportlichen laufen oder betreiben Nordic Walking. Weil Ihr Organismus Zeit benötigt, um sich an eine ausdauernde Bewegung zu gewöhnen, ist in dieser Woche die so genannten Intervallmethode angesagt, um Sie Schritt für Schritt an dauerhafte Belastungen zu gewöhnen.

So funktionieren Intervalltrainings

Intervalltrainings gleichen einer Treppe mit Treppenabsätzen: Man geht einige Stufen zum ersten Absatz, verweilt dort ein wenig, um sich zu erholen, nimmt dann die nächsten Stufen in Angriff, verweilt wieder auf dem nächsten Absatz und nimmt dann weitere Stufen in Angriff, bis man das gewünschte Stockwerk erreicht hat. Wenn man die Treppe schon oft hochgestiegen ist, schafft man es sicherlich, auch eine Treppe ohne Pausen hochzugehen. Man kann also eine Dauerbelastung durchführen. Für die Gewöhnung an körperliche Anstrengung ist die Intervallmethode jedoch der geeignetere Weg.

Treppenschema Walking, Nordic Walking und Laufen

Gehen Sie zum Aufwärmen 4 Min. in ruhigem Tempo. Steigern Sie sich 1 Minute lang zu einem flotten Tempo. Dann: 1 Min. ruhiges Tempo, 2 Min. flott, 1 Min. ruhig, 3 Min. flott, 1 Min. ruhig, 2 Min. flott, 1 Min. ruhig, 1 Min. flott, Auslaufen 3 Min. ruhig.

So viel zum Prinzip des Intervalltrainings – wie die Walking- oder Jogging-Intervalle konkret aufgebaut werden sollten, können Sie dem Kasten oben entnehmen. Führen Sie diese Woche zweimal Ihr Ausdauertraining durch und nehmen Sie sich zwischen den beiden Trainingseinheiten mindestens zwei Tage frei.

Weiterhin kräftigen

Trainingsfrei heißt nicht, dass Sie alle Aktivitäten an diesen Tagen ruhen lassen sollen. Im Alltag aktiv sein gilt für alle Tage der Woche und gerne können Sie auch die kräftigenden Übungen durchführen, die Sie letzte Woche kennen gelernt haben – nur ausdauernd trainieren sollten Sie nicht!

Sanfte und fortgeschrittene Variante: Ihr Aktiv-Programm für Woche 3

- **2-mal Kräftigungsgymnastik (siehe Seite 33 f.)** ☐☐
- **2-mal walken beziehungsweise laufen nach Treppenschema** ☐☐
- **Täglich Alltagsaktivität steigern (siehe auch Seite 31)** ☐☐☐☐☐☐☐

Jede erledigte Aktivität können Sie in den Feldern rechts einfach abhaken ✔

4. Woche

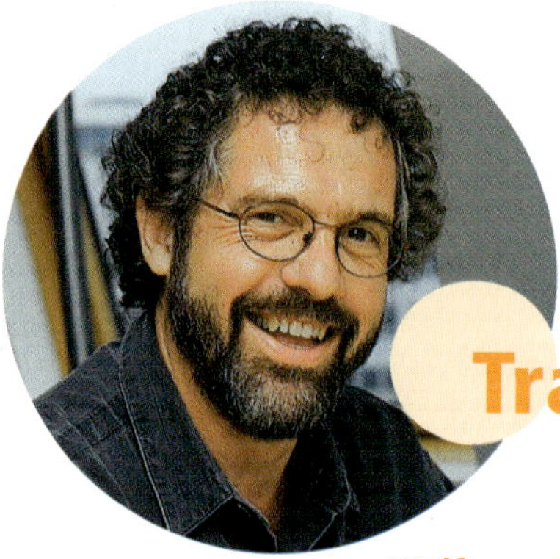

Training mit Plan

Wolfgang Schlicht Hallo, Anke. Wie war das Walken, hat es Ihnen Spaß gemacht?

Anke Meister Hallo, Herr Schlicht. Das Walken war schön, es hat mir Freude bereitet. Allerdings waren meine Beine am nächsten Tag ziemlich schwer und müde, Walken ist anstrengender, als ich gedacht habe.

Wolfgang Schlicht Tatsache ist, dass es nicht leicht ist, ein Ziel zu erreichen. Auf dem Weg dorthin müssen Hürden überwunden und günstige Bedingungen geschaffen werden. Schwere Beine und Muskelkater treten auf, wenn Ungeübte Sportler werden möchten.

Aber eines kann ich Ihnen versichern: Mit dem PfundsKur-Aktiv-Programm werden Sie bald schon leichten Schrittes durch die Wälder walken und Ihre Muskeln werden Trainingsbelastungen gut verarbeiten.

Anke Meister Danke für Ihre ermutigenden Worte, das ist sehr nett von Ihnen. Doch keine Angst, wegen ausgelaugter Waden und Oberschenkel gebe ich meine Vorhaben bestimmt nicht auf. Ich werde diese Woche auf jeden Fall wieder walken gehen.

Wolfgang Schlicht Das habe ich von Ihnen auch gar nicht anders erwartet, Anke. Trotzdem gilt, dass man den inneren Schweinehund nicht unterschätzen sollte – er ist hartnäckig und ausdauernd und findet immer wieder Wege, ein Vorhaben in Frage zu stellen.

Anke Meister Also wenn ich ganz ehrlich bin, kamen bei mir letzte Woche schon mal ganz leichte Zweifel hoch. „Zahlt sich der ganze Aufwand denn wirklich aus?", hat das Trägheitsteufelchen in mir gefragt oder: „Kannst du es dir denn leisten, so viel Zeit fürs Walken und für die Gymnastik aufzuwenden?"

Wolfgang Schlicht Dass Ihr „aktives Ich" und Ihr „träges Ich" miteinander ringen, ist ganz normal. Im jetzigen Stadium Ihres PfundsKur-Vorhabens ist das neue Verhalten (also ein regelmäßiges Maß an Bewegung) nämlich noch nicht automatisiert. Es ist noch sehr störanfällig. Um auf der „Spur zu bleiben", müssen Sie sich ständig selbst beobachten, selbst bewerten und sich immer wieder selbst bekräftigen.

Anke Meister Und dann ist die klare Zielformulierung noch sehr wichtig, um sich vor Rückfällen zu schützen.

Wolfgang Schlicht Ja, genau richtig, was Sie sagen. Ich kann Ihnen diese Woche noch eine sehr wirkungsvolle Methode vorstellen, mit der Sie Ihren inneren Schweinehund gezielt im Zaum halten können. Mit einem Plan nämlich!

Anke Meister Ach, ja planen kann ich schon ...

Wolfgang Schlicht ... und bald planen Sie noch mehr. Pläne sind aus zwei Gründen wichtig für Sie, Anke: Weil erstens der Absicht nicht immer gleich die Tat folgen kann. Und weil zweitens die Rahmenbedingungen zur Umsetzung von Vorhaben oft ungünstig erscheinen beziehungsweise etwas Unerwartetes auftritt, das uns abhält.

Bei dem Vorhaben, walken zu gehen, könnte beispielsweise das Wetter abschreckend wirken oder der Anruf einer Freundin dazwischenkommen. Ob Sie Ihren Vorsatz umsetzen oder nicht, liegt bei diesen Zwischenfällen aber letztlich in Ihrer Macht. Ein Plan wird Ihnen auf jeden Fall helfen, sich fester an Ihre Absicht zu binden. Außerdem können Sie sich vorher schon überlegen, wie Sie mit Schwierigkeiten umgehen möchten.

Anke Meister Was bedeutet das mit der Planung in der PfundsKur konkret? Denn eigentlich geben Sie mir ja mit dem Aktiv-Programm schon einen Trainingsplan vor.

Wolfgang Schlicht Wenn die PfundsKur Ihnen auch Trainingsumfänge für Ausdauertraining und Muskelkräftigung vorgibt, so müssen Sie selbst entscheiden, wie Sie das Training in Ihren Alltag integrieren. Walken Sie morgens direkt nach dem Aufstehen oder legen Sie Ihr Training lieber auf die frühen Abendstunden? Bei der Entscheidung darüber kommt es auf individuelle Vorlieben und auf das Lebensumfeld an.

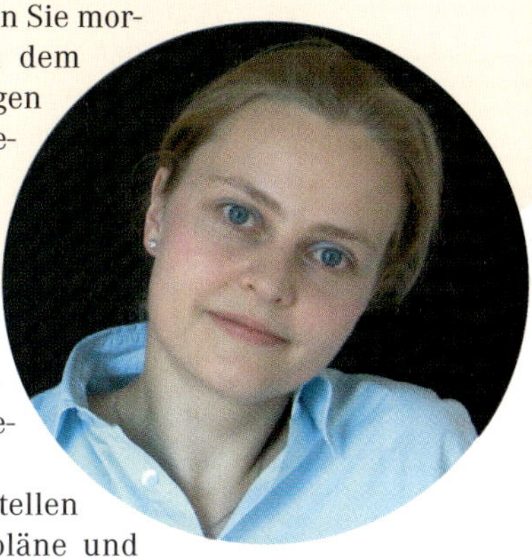

Am besten erstellen Sie sich Wochenpläne und tragen dort Ihre sportlichen wie auch Ihre nichtsportlichen Termine ein. Wenn Sie dafür einen richtigen Terminkalender benutzen, erhält Ihre Planung gleich einen ganz anderen Stellenwert in Ihrem Leben.

Und dann gibt es noch etwas sehr Angenehmes, das ich Ihnen im Zusammenhang mit Plänen ans Herz legen möchte.

Anke Meister Das hört sich gut an ...

Wolfgang Schlicht ... und weil die schönste Freude die Vorfreude ist, reden wir darüber und über die Planung generell in der nächsten Woche.

Training gestalten

Wie wichtig Bewegung für eine günstigere Energiebilanz ist, haben Sie gleich zu Anfang der PfundsKur erfahren. Auch dass Ihr Gesamtenergieverbrauch steigt, je länger und häufiger Sie sportlich unterwegs sind, ist Ihnen bekannt. Doch möglicherweise melden sich in dieser 4. PfundsKur-Woche bei Ihnen einige Zweifel, ob der eingeschlagene Weg tatsächlich der richtige ist. Oder ob es nicht vielleicht doch besser wäre, statt ausdauernd und häufig, kurz und intensiv zu trainieren, um schneller ans Ziel zu kommen.

Kurzer und intensiver Sport

Nach wie vor rate ich Ihnen entschieden davon ab. Erstens können Sie sich mit einer zu hohen Intensität gesundheitlichen Schaden zufügen. Zweitens führt zwar die intensivere Bewegung zu einem höheren Energiebedarf, aber diese Energie wird vor allem aus der Kohlenhydratverbrennung und nicht aus der Fettverbrennung gewonnen. Der Grund hierfür liegt darin, dass der Körper bei den intensiven Bewegungstätigkeiten Energie aus Kohlenhydraten gewinnt, da diese sehr schnell nach einem Verbrennungsvorgang ohne Sauerstoff zur Verfügung steht. Allerdings hat diese Art der Energiegewinnung den Nachteil, dass dabei Milchsäure (Laktat) als Abfallprodukt entsteht. Bei einer hohen Konzentration dieses Stoffwechselnebenprodukts wird die Muskulatur sauer, was zunächst ihre Leistungsfähigkeit einschränkt und später zur Arbeitsunfähigkeit der Muskulatur führt. Die Folge eines zu intensiven Trainings für Sie: Sie sind völlig ausgepowert und können die sportliche Bewegung nicht weiter ausführen. Ihr eigentliches Trainingsziel, Energie über den Fettstoffwechsel zu verbrauchen, bleibt weitgehend unerreicht.

Die Energiegewinnung ohne Sauerstoff wird als anaerobe Energiegewinnung bezeichnet. Die mit Sauerstoff heißt aerobe Energiegewinnung.

Grundlagen des Trainings

Für das Training, das Sie verfolgen – abnehmen, Gewicht halten und Fitness steigern – sollte die Trainingsintensität eher niedrig sein. Wichtig ist für Sie vor allem das Training im aeroben Bereich (im Bereich der Energiegewinnung mit Sauerstoff), damit der Organismus nicht nur Kohlenhydrate, sondern auch Fett verbraucht.

Energiegewinnungsprozesse im Körper

Letztlich funktioniert der Körper wie ein Verbrennungsofen. Der Ofen ist die Muskulatur, genau genommen sind es die Muskelzellen. Der Verbrennungsraum selbst besteht nochmals aus winzigen Kraftwerken, den so genannte Mitochondrien. In diesen findet die Verbrennung statt, deren Energie die Muskeln bewegt.

Damit der Ofen so richtig lodert, sind spezialisierte Enzyme nötig, wobei diese ihre Arbeit besser oder schlechter erledigen können. Durch körperliches Training können die Enzyme in der Richtung geschult werden, dass sie ihre Aufgabe immer besser erfüllen, sich schneller zerlegen und sich schneller wieder aufbauen, kurz und gut den Verbrennungsofen optimal anschüren.

Kohlenhydratverbrennung

Bei einer Belastung wird der in den Kohlenhydraten befindliche Traubenzucker gespalten und in den Verbrennungsraum geleitet. Zwar können Kohlenhydrate auch ohne Sauerstoff Energie liefern, wenn Sauerstoff zur Verfügung steht, verbrennen sie aber umso besser.

Da der Organismus jedoch nicht seinen gesamten Vorrat an wertvollen Kohlenhydraten verbrennen will, bedient er sich zusätzlich der Fette als Energiequelle. Die müssen aber, im Gegensatz zu den Kohlenhydraten, erst zur Muskelzelle transportiert werden und verbrennen außerdem schlechter als Kohlenhydrate und auch langsamer. Aus diesem Grund gibt sie der Körper erst ins Feuer, wenn es lichterloh brennt. Dann jedoch mit dem Vorteil, dass nicht ständig Brennstoff nachgelegt werden muss und dieser länger reicht. Deswegen ist es wichtig, Trainingseinheiten zur Fettverbrennung nicht kurz und intensiv, sondern moderat belastend und dafür lang zu gestalten. Am besten sind Trainingseinheiten von mehr als einer halben Stunde.

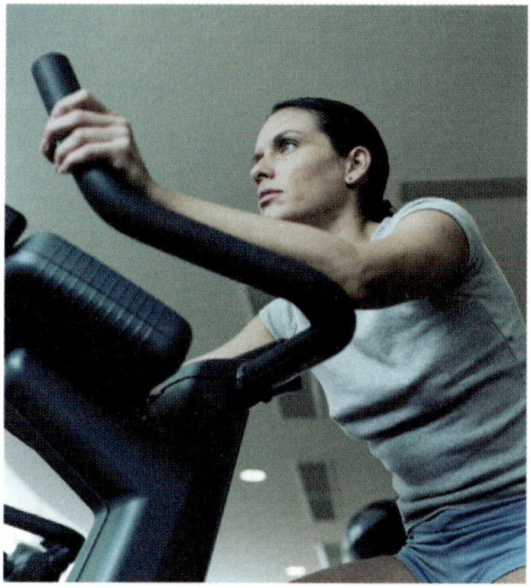

Den Fettstoffwechsel können Sie auch gut auf dem Hometrainer anheizen – wenn Sie lang und ausdauernd trainieren.

Info

Das bringt ausdauernde Bewegung

Bei langer Ausdauerbelastung mit ausreichender Sauerstoffzufuhr

- **werden die Enzyme trainiert, die für die Fettverbrennung sorgen,**
- **bildet der Organismus neue Mitochondrien und schafft sich damit zusätzliche Verbrennungsöfen,**
- **wird mit der Zeit immer mehr Fett in das Feuer „geworfen",**
- **können gut trainierte Läufer oder Läuferinnen die Fettverbrennung auf zwei Drittel des Energieverbrauchs steigern. Untrainierte schaffen nur einen Anteil von einem Drittel.**

Trainingsreiz und Mindestintensität

Damit Ihr Körper in der Art und Weise auf das Training reagiert, die Sie sich vorstellen, muss die Intensität des Trainings stimmen. Für erfolgreiche sportliche Betätigung gilt die Herausforderung, dass zwar eine der körperlichen Verfassung angemessene Reizschwelle überschritten werden muss, aber der Organismus nicht überfordert werden darf. Erschwerend kommt dazu, dass die Reizschwelle von Mensch zu Mensch ganz unterschiedlich sein kann.

„Je schneller, umso besser" gilt für Sport-Einsteiger nicht!

Ein Beispiel zur Trainingswirkung

Ein an sportliche Herausforderung gewöhnter 20-Jähriger wird durch ein Walkingtraining von einer Dreiviertelstunde kaum ins Schwitzen kommen, während für einen untrainierten und übergewichtigen 50-Jährigen ein dauerhaftes Walken von 45 Minuten (wenn überhaupt) nur schwer schnaubend und mit hochrotem Kopf durchzuhalten ist.

Das Walken, obwohl vom Umfang her gleich, setzt bei den beiden völlig unterschiedliche Trainingsreize, den einen unterfordert es, während es für den anderen eine Überlastung ist. Wenn man die gleiche körperliche Reaktion bei unseren beiden Beispielpersonen erreichen will – leichtes Schwitzen, mittleres Anstrengungsgefühl – müssen die beiden unterschiedliche intensive Sportarten durchführen; der 20-Jährige sollte besser ein Lauftraining absolvieren, während für den 50-Jährigen ein Walkingtraining mit Gehpausen passend ist.

Darum haben wir auch entschieden, den konditionell gut dastehenden Teilnehmern der fortgeschrittenen Variante als Ausdauersport Laufen beziehungsweise die Alternative Nordic Walking anzubieten, den Sporteinsteigern in der sanften Variante aber das ruhigere Walken ans Herz zu legen.

Borg-Skala zur Bestimmung des Anstrengungsempfindens

Empfindung	Trainingswirkung	
überhaupt nicht anstrengend sehr, sehr leicht sehr leicht	keine Wirkung	😐
leicht anstrengend etwas schwer	optimale Wirkung	🙂
schwer sehr schwer sehr, sehr schwer größtmöglich anstrengend	Überforderung	☹

Die Trainingsintensität steuern

Die Schwelle, bei der der Organismus in wirksamer Intensität angestrengt wird, ist individuell unterschiedlich. Wo sie im Einzelfall liegt, kann an der Reaktion der belasteten Systeme erkannt werden: an einer Veränderung in der Herzfrequenz, am Anspannungsgrad der Muskulatur und an den Stoffwechselvorgängen in der Muskulatur. In dieser Woche der PfundsKur lernen Sie eine sehr einfache und wirkungsvolle Methode kennen, um beim Walken oder Laufen nicht mit zu hoher Intensität zu trainieren. Wenn Sie diese Methode, die der schwedische Sportmediziner Gunnar Borg entwickelt hat, in Zukunft verwenden, lernen Sie zugleich etwas für das Training eminent Wichtiges: Sie hören in sich hinein – Sie achten auf die Signale Ihres Körpers.

Die borgsche Trainingssteuerung funktioniert wie folgt: Wählen Sie das Tempo der flotten Gangart in Ihrem Training so, dass Sie das Gefühl haben, es sei „leicht anstrengend“ bis „etwas schwer“. Spielen Sie anfangs auch ruhig mit Ihrem Tempo, sodass Sie ein Gefühl für Anstrengung und Ihre körperliche Reaktion darauf entwickeln.

Trainieren Sie als Sporteinsteiger die „anstrengenden“ Phasen Ihrer Ausdauertrainingseinheit ab heute ganz bewusst im grünen Bereich der Skala. Die ruhigen Geh-Phasen sollten dagegen in dem Bereich zwischen „sehr leicht“ und „leicht anstrengend“ liegen.

Achtung

Laufen ohne Schnaufen

Wer Sport im grünen Bereich der Borg-Skala treibt, der ist nach dem Training fit und in guter Stimmung. Wer sich beim Sport verausgabt und überfordert, fühlt sich danach müde und abgeschlagen.

„Laufen ohne Schnaufen“ heißt die goldene Regel für Freizeitsportler. Im richtigen Tempo fühlt man sich zwar durchaus angestrengt, ist aber noch nicht aus der Puste und kann noch in ganzen Sätzen sprechen.

Aufgaben für die 4. Woche

In der 4. Woche trainieren Sie wieder nach dem Intervallprinzip. Sie verlängern aber die flotten Abschnitte und ruhen sich nur noch eine Minute während der ruhigen Passagen des Walkens oder Laufens aus. Und auch das Kräftigen und die Steigerung der Alltagsaktivität steht in dieser Woche wieder auf dem Programm.

Sanfte und fortgeschrittene Variante: Ihr Aktiv-Programm für Woche 4

- **2-mal Kräftigungsgymnastik (siehe Seite 33 f.)** ☑ ☑
- **2-mal walken beziehungsweise laufen nach Treppenschema von Seite 51. Je Trainingseinheit 40 Minuten mit Dehngymnastik danach** ☑ ☑
- **Täglich Alltagsaktivität steigern (siehe auch Seite 31)** ☐ ☐ ☐ ☐ ☐ ☐ ☐

Jede erledigte Aktivität können Sie in den Feldern rechts einfach abhaken ✔

Dehngymnastik

Ihre Ausdauertrainingseinheiten reichern wir in dieser PfundsKur-Woche beachtlich an: Erstens mit dem bewussten Achten auf das Anstrengungsempfinden und zweitens mit einer Dehngymnastik, die Sie nach dem Training durchführen sollten.

Beginnen Sie diese mit den Übungen für die Unterschenkel und arbeiten Sie sich dann zu den Oberschenkeln und zum Rumpf hoch. Beachten Sie beim Dehnen bitte unbedingt, dass es für Sie immer angenehm bleibt. Dehnen Sie die Muskeln nur so weit, dass Sie ein leichtes Ziehen verspüren. Dehnen darf nie schmerzhaft werden.

1 Dehnen der Wadenmuskulatur

- Stehen Sie im leichten Ausfallschritt, die Zehenspitzen beider Füße zeigen nach vorn. Durch Abstützen an einer Wand oder einem Baum kann die Beinmuskulatur entlastet werden. Alternativ können Sie Ihre Hände auf dem Oberschenkel des vorne stehenden Beins abstützen.
- Beugen Sie nun das Knie des vorderen Beins, strecken Sie das hintere Bein – die Ferse des Beins muss dabei auf dem Boden bleiben. Falls Sie jetzt noch keine Dehnung in der Wade spüren, schieben Sie Ihr Becken etwas nach vorne, bis Sie ein angenehmes Ziehen verspüren. Nach etwa 15 bis 20 Sekunden wechseln Sie auf das andere Bein.

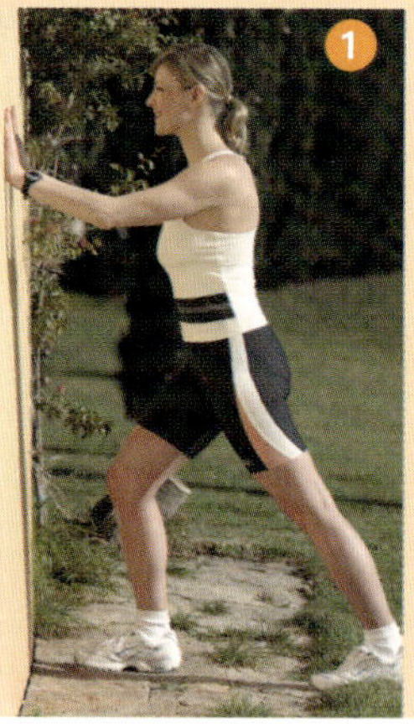

2 Dehnen der vorderen Oberschenkelmuskulatur

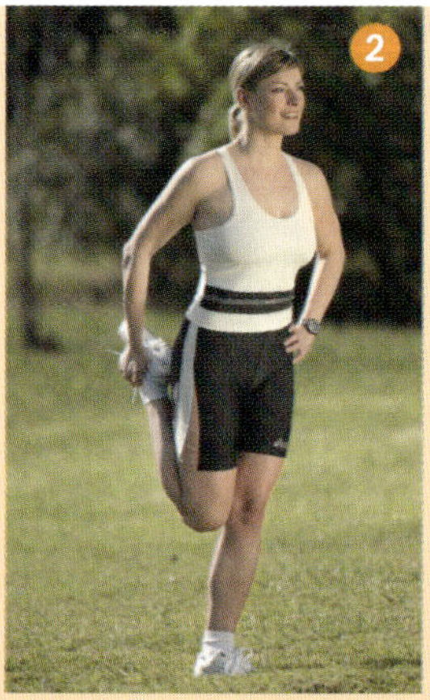

- Stehen Sie auf einem Bein. Zur Sicherung des Gleichgewichtes können Sie sich an einer Wand, einem Baum oder Ähnlichem festhalten. Wichtig ist bei dieser Übung, dass Sie Bauch- und Gesäßmuskulatur anspannen und nicht ins Hohlkreuz fallen.
- Nun führen Sie das Nicht-Standbein mit der Ferse in Richtung Gesäß, umfassen das Fußgelenk mit der Hand und ziehen das Bein so weit wie möglich an Ihren Körper heran.
- Achten Sie bei dieser Übung darauf, dass Sie mit dem Knie des angezogenen Beines nicht zur Seite ausweichen, sondern es möglichst nah am Standbein halten.
- 15 bis 20 Sekunden dehnen, dann ist das andere Bein an der Reihe.

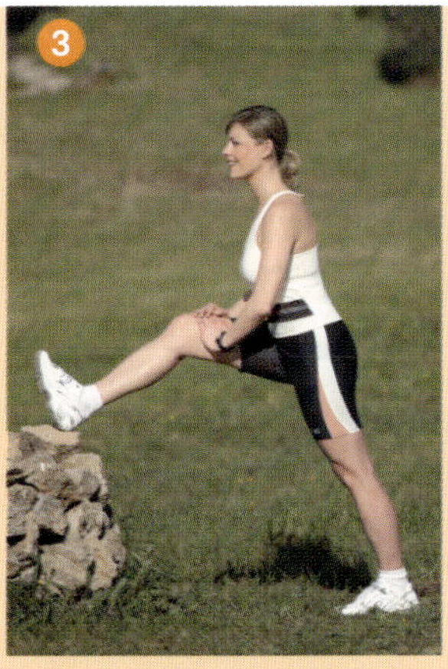

3 Dehnen der hinteren Oberschenkelmuskulatur

- Legen Sie ein Bein mit der Ferse auf einer leichten Erhöhung ab, zum Beispiel auf einer Parkbank, einem Zaun oder einem Baumstamm.
- Ziehen Sie die Fußspitze dieses Beins zum Körper heran und beugen Sie den Oberkörper mit geradem Rücken nach vorne, bis Sie eine leichte Spannung verspüren.
- Halten Sie die Dehnung 15 bis 20 Sekunden und wechseln Sie dann das Bein.

4 Dehnen der Oberkörpermuskulatur

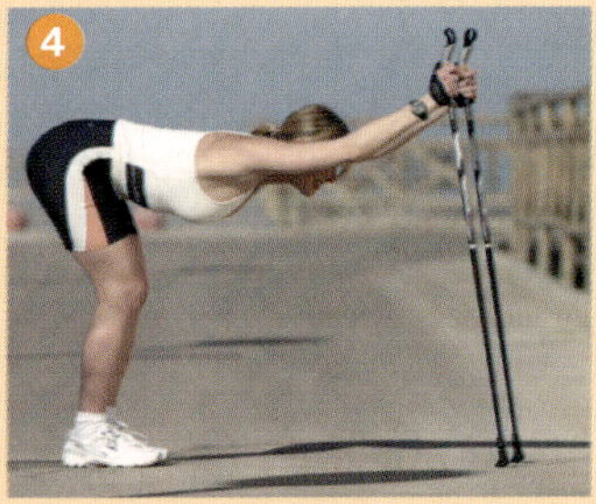

- Stellen Sie sich in einer Entfernung von etwa einem Meter im aufrechten Stand vor eine Wand oder einen Baum. Legen Sie Ihre Hände etwas über Schulterhöhe an der Wand oder dem Baum ab.
- Beugen Sie den Oberkörper nun nach vorne, sodass Sie im gesamten Rumpf eine leichte Dehnung empfinden – die Arme dabei gestreckt lassen. Die Dehnung 15 bis 20 Sekunden halten.
- Nordic Walker können die Übung gut mit ihren Stöcken durchführen. Dafür setzen Sie die Stöcke weit vor Ihrem Körper auf. Beugen Sie die Beine leicht und verlagern Sie Ihr Gewicht Richtung Stöcke, hängen Sie sich sozusagen in die Stöcke rein.
- 15 bis 20 Sekunden lang dehnen.

Treppenschema Walking, Nordic Walking und Laufen

Walken oder laufen Sie 1 Min. ruhig, steigern Sie sich 1 Min. lang zu einem flotten Tempo, 1 Min. ruhiges Tempo, 2 Min. flott, 1 Min. ruhig, 3 Min. flott, 1 Min. ruhig, 4 Min. flott, 1 Min. ruhig, 5 Min. flott, 1 Min. ruhig, 4 Min. flott, 1 Min. ruhig, 3 Min. flott, 1 Min. ruhig, 2 Min. flott, 1 Min. ruhig, 1 Min. flott, 1 Min. ruhig, Dehngymnastik.

5. WOCHE

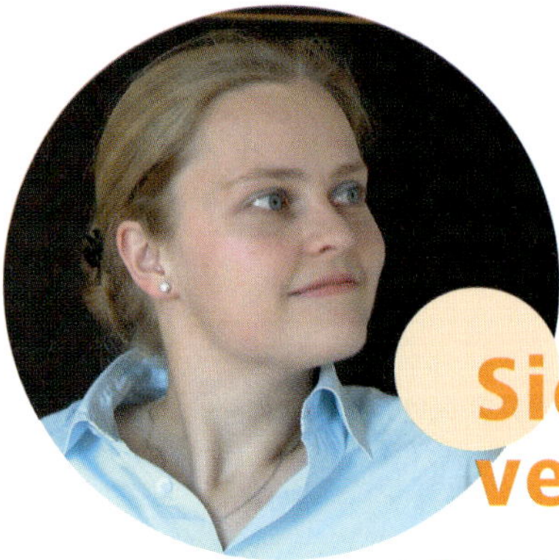

Sich binden und verstärken

Anke Meister Hallo, Herr Schlicht! Schön, Sie zu sehen. Ich bin wahnsinnig gespannt, was das Angenehme ist, das Sie mir für diese Woche versprochen haben.

Wolfgang Schlicht Hallo Anke! Was ich Ihnen diese Woche anbieten kann, ist das Abschließen eines Vertrages und wichtiges Wissen zum Thema Ziele, Erfolge und Misserfolge. Wir hatten, wenn Sie sich noch erinnern, bereits einmal in der 3. PfundsKur-Woche angefangen, darüber zu reden.

Anke Meister Stimmt, und das Thema hört sich auch nicht schlecht an ... Aber an sich habe ich doch ein bisschen etwas anderes erwartet, als Sie von besonders angenehmen und erfreulichen Dingen gesprochen haben ...

Wolfgang Schlicht ... und diese Erwartung wird Ihnen auch erfüllt. Ein weiteres Thema diese Woche ist nämlich das Belohnen. Als Aufgabe der 5. PfundsKur-Woche steht an, sich zu überlegen, welche Wünsche man hat, was einem gut tun würde, womit man sich selbst richtig motivieren kann. Und nach erfüllten Pflichten muss man sich dieses dann aber auch wirklich gönnen.

Anke Meister Das hört sich tatsächlich toll an, Herr Professor Schlicht. Ich würde mir gerne mal einen Besuch im Mineralbad genehmigen und außerdem habe ich mir schon längere Zeit vorgenommen, mal wieder ins Kino zu gehen.

Wolfgang Schlicht Es brauchen aber gar nicht nur aufwändige und teure Dinge sein, die man sich in Aussicht stellt. Sich einen Wohlfühlabend mit Schaumbad gönnen oder mal einen ausgedehnteren Plausch bei der netten Nachbarin einplanen sind kostengünstige, aber trotzdem schöne Belohnungen.

Anke Meister Oder statt des Sonntagsbratens zu Hause ein Picknick im Park machen – ist auch nicht teurer. Oder von unserem Hausberg aus den Sonnenuntergang ansehen, herrlich und dazu noch kostenlos.

Wolfgang Schlicht Gut, dass Ihnen die Aufgabe so viel Spaß macht und Sie sich so kreativ dabei zeigen. Sie und auch unsere Leser sollten sich nun als erste Aufgabe für diese Woche fünf Belohnungen überlegen und in die entsprechenden Felder der Seite rechts eintragen.

Wir machen aus dieser PfundsKur-Woche überhaupt eine Woche der Sport-

5. Woche

psychologie. Wir führen unser Wissen rund um Zielformulierung und Motivation zusammen und benennen ein wirklich klares Ziel, das uns über die zehn Pfunds-Kur-Wochen hinweg motivieren kann. Außerdem betreiben wir Ausdauersport und kräftigen unsere Muskulatur.

Anke Meister Uff, das hört sich nach richtig viel Arbeit an.

Wolfgang Schlicht Deswegen wollen wir keine Zeit verlieren und ich zeige Ihnen gleich ein paar neue Kräftigungsübungen. Denn ab Woche 5 wollen wir die Herausforderung für Ihre Muskulatur noch ein wenig steigern, „Mehr Power" heißt das sportliche Motto dieser Woche.

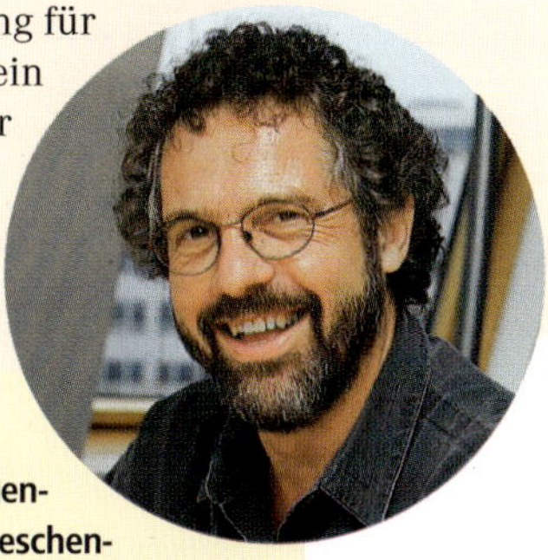

Belohnungen planen

Ihnen steht nun eine angenehme Aufgabe bevor. Nehmen Sie sich einen Augenblick Zeit und überlegen Sie sich mindestens fünf kleine oder auch größere Geschenke, mit denen Sie sich in den nächsten Wochen für die geschafften PfundsKur-Aufgaben belohnen wollen. Denn Belohnungen, die auf ein Verhalten folgen, machen eine Wiederholung des Verhaltens wahrscheinlicher – mit anderen Worten: Das Verhalten wird verstärkt. Dabei ist die Größe des Geschenks gar nicht so wichtig. Die Verstärkung wirkt vielmehr über das innere Gefühl der Zufriedenheit. Belohnen Sie sich immer wieder für Ihre geschafften PfundsKur-Aufgaben, das stärkt Ihr Durchhaltevermögen enorm. Am besten belohnen Sie sich gleich, nachdem Sie eine Aufgabe erfolgreich gemeistert haben, das wirkt sich positiv auf Ihre Einstellung aus. Ein Beispiel für Ihre Belohnung: Wenn ich diese Woche auf dem Weg zur Arbeit viermal eine Busstation früher aussteige, dann schaue ich am Samstag in mein Lieblingswarenhaus und besorge mir für Sonntag einen köstlichen Tee.

1. Belohnung:	
2. Belohnung:	
3. Belohnung:	
4. Belohnung:	
5. Belohnung:	

PfundsKur-Power-Programm

Im Folgenden sehen Sie einige Übungen, um ganz gezielt die großen Muskelgruppen Ihres Körpers zu kräftigen. Mehr Muskelmasse bedeutet einen höheren Ruheumsatz: Ihr Körper benötigt für alle Prozesse mehr Energie und verbrennt im Wach- wie auch im Ruhezustand mehr Fett und Kohlenhydrate. Wir empfehlen Ihnen, das Programm in dieser Woche an zwei Tagen durchzuführen.

Folgendes gilt es bei der Ausführung zu beachten: Führen Sie alle hier aufgeführten Übungen nacheinander durch. Wiederholen Sie jede Übung zehnmal und machen Sie dann eine fünfminütige Pause. Wir nennen einen solchen Durchgang eine Serie. Versuchen Sie zwei solcher Serien zu machen. Das wird Sie müde machen – und das ist für den Muskelaufbau gewollt.

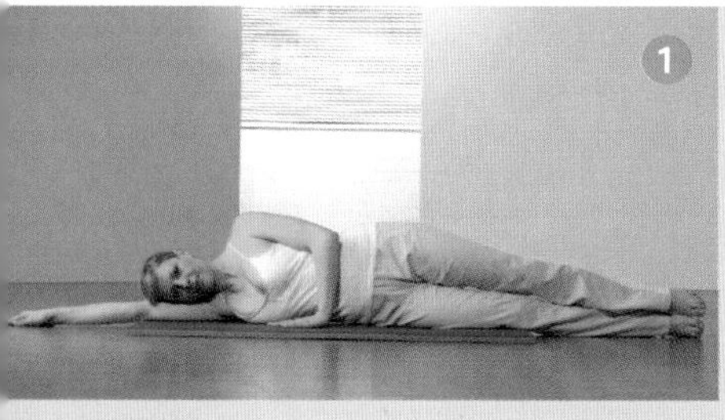

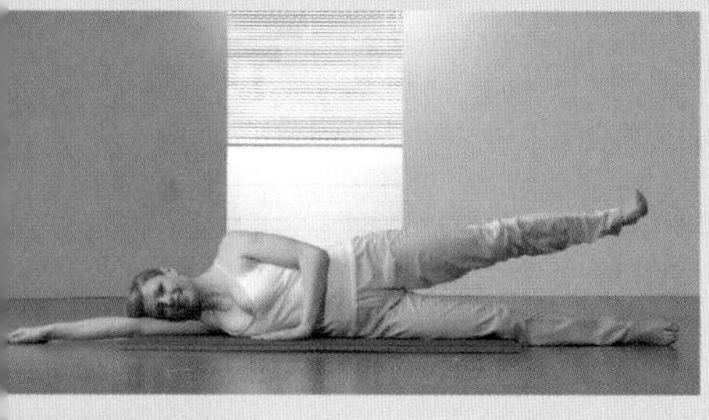

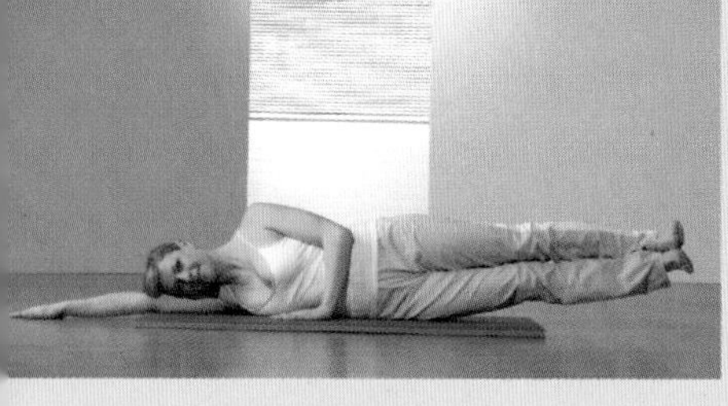

1 Kräftigung der seitlichen Rumpf-, Bein- und Gesäßmuskulatur

- Legen Sie sich auf die Seite und strecken Sie die Beine und Ihren unten liegenden Arm aus, sodass Oberkörper und Beine eine Gerade bilden. Mit dem anderen Arm stützen Sie sich vor dem Körper ab.
- Heben Sie das obere Bein an. Führen Sie diese wie auch die folgenden Bewegungen langsam und mit Kraft aus, arbeiten Sie nicht mit Schwung. Wichtig außerdem: Das Becken darf bei der Übung nicht nach vorne ausweichen.
- Heben Sie auch das untere Bein vom Boden ab und führen Sie es zum oberen Bein. Halten Sie die Position zwei bis drei Sekunden. Senken Sie das untere Bein wieder ab und heben Sie es wieder an. Wiederholen Sie das Auf- und Absenken des unteren Beins zehnmal und wechseln Sie dann die Seite.

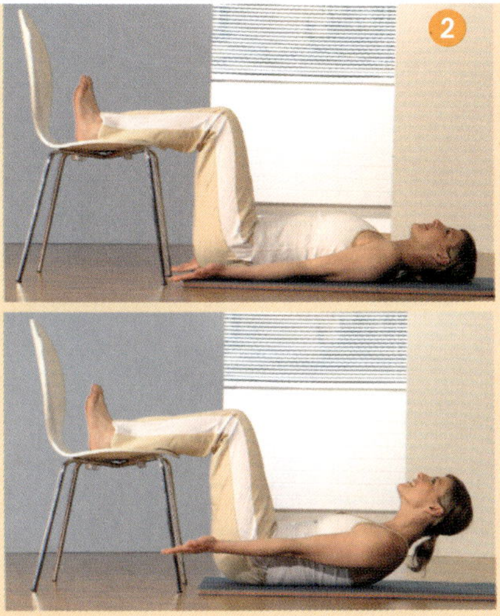

2 Kräftigung der Bauchmuskulatur

- Legen Sie sich flach auf den Rücken und legen Sie die Unterschenkel auf der Sitzfläche eines Stuhles ab. Die Arme bleiben gerade neben dem Körper, wobei die Handflächen nach oben zeigen.
- Lösen Sie nun Ihren Kopf langsam und nicht zu weit vom Boden. Achten Sie darauf, dass Sie Ihren Blick nach oben gerichtet lassen und die Wirbelsäule nicht einrollen. Schieben Sie die Arme leicht in Richtung der Füße. Der Umfang dieser Bewegung ist eher gering. Halten Sie diese Position für ein paar Sekunden und atmen Sie ruhig weiter.
- Gehen Sie dann wieder langsam in Ihre Ausgangsposition zurück, ohne dabei aber den Schultergürtel ganz auf den Boden abzulegen. Stattdessen kehren Sie die Bewegung kurz vor diesem Punkt um und kommen langsam wieder nach oben. Übung zehnmal wiederholen.

3 Kräftigung der Becken- und Rumpfmuskulatur

- Legen Sie sich auf den Rücken und stellen Sie die Beine so an, dass die Fußsohlen auf dem Boden aufstehen. Setzen Sie nun die Füße auf den Fersen auf und heben Sie das Becken langsam an, bis Oberkörper und Oberschenkel eine gerade Linie bilden.
- Vorsicht: Achten Sie darauf, dass das Becken nicht absackt, und halten Sie die Position für drei bis fünf Sekunden. Dann können Sie das Becken langsam zum Boden bringen, machen eine kurze Pause und fangen von vorne an. Übung zehnmal wiederholen.

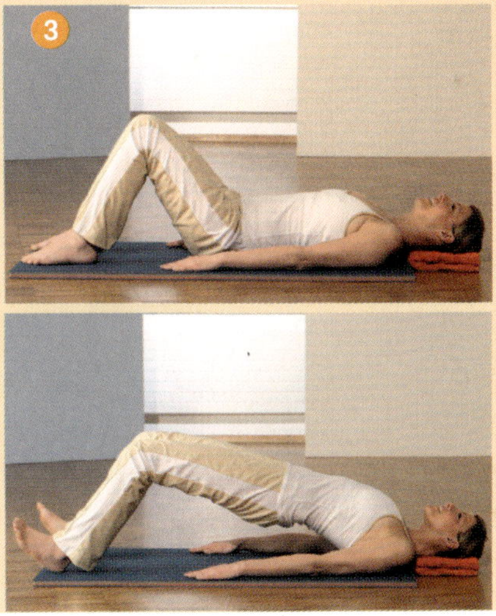

④ Kräftigung der oberen Rückenmuskulatur

- Legen Sie sich flach auf den Bauch. Beugen Sie nun ein Bein neben dem Körper – auf Höhe des Gesäßes – an. Das andere Bein bleibt gestreckt. Beide Arme liegen schulterbreit gestreckt vor dem Körper auf dem Boden. Die Handflächen weisen zueinander und das Gesicht zeigt zum Boden.
- Lösen Sie nun die gestreckten Arme langsam vom Boden und heben Sie dabei auch den Kopf und den Schultergürtel ein wenig an. Halten Sie die Position für ein bis zwei Sekunden und gehen Sie langsam in die Ausgangsposition zurück. Machen Sie eine kurze Pause, bevor Sie den Bewegungsablauf erneut durchführen. Übung zehnmal wiederholen.

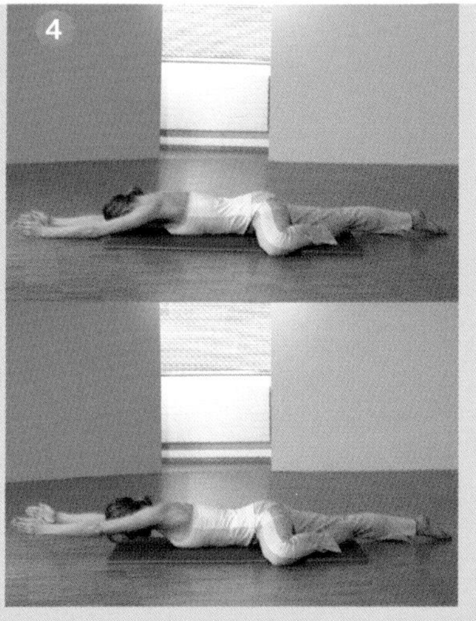

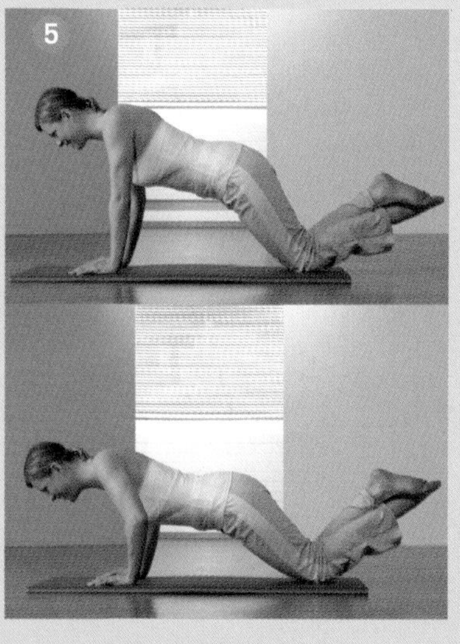

⑤ Kräftigung der Oberkörpermuskulatur

- Knien Sie sich auf den Boden und stützen Sie sich in „Liegestütz"-Stellung mit den Händen auf. Der Abstand zwischen den Händen sollte etwas mehr als schulterbreit sein. Die Hüfte bleibt gestreckt, die Bauchmuskulatur ist angespannt. Dann überkreuzen Sie die Fußgelenke, um so Ihren Körper besser stabilisieren zu können.
- Senken Sie den Körper nun langsam so weit ab, bis Ihre Brust fast den Boden berührt. Beim Absenken atmen Sie aus. Atmen Sie wieder ein und drücken Sie sich mit den Armen nach oben. Übung zehnmal wiederholen.
- Achtung: Die Bauchmuskulatur soll während der ganzen Übung angespannt bleiben. Halten Sie den Rücken gerade, fallen Sie nicht ins Hohlkreuz. Bei Einsteigern genügen auch kleine Beugungen des Ellbogengelenks.

Wichtig: Wiederholungen

Führen Sie die beschriebenen Übungen nacheinander mit jeweils zehn Wiederholungen durch und wiederholen Sie die Serie nach einer fünfminütigen Pause ein zweites Mal. Das gewährleistet, dass die beteiligte Muskulatur ausreichend beansprucht wird.

Die richtigen Ziele

Aus psychologischer Sicht ist das Formulieren eines Ziels eine der kritischsten Phasen auf dem Weg zu regelmäßiger Aktivität beziehungsweise ursächlich für das Scheitern von Vorhaben. So reicht es nicht aus, sich nur vorzunehmen, mehr Sport zu betreiben. Wie oft haben Sie schon an Neujahrstagen Entschlüsse gefasst, Ihr Verhalten zu ändern – und wie oft ist das Vorhaben missglückt? Das liegt daran, dass die meisten Neujahrsabsichten so formuliert sind, dass Sie nicht verhaltenswirksam werden.

Strenge Ziele begünstigen Misserfolg

Die Ihnen bestimmt gut bekannten Vorsätze fürs neue Jahr sind in der Regel unrealistisch. „Nie wieder Schokolade essen" und „Sich im neuen Jahr nur noch gesund ernähren" ist etwas Typisches, was man sich Silvester vornimmt. Oder bei sportlichen Vorhaben kann es heißen: „Ab morgen werde ich immer während der Tagesschau auf dem Ergometer fahren!" Das mag dann zwar prinzipiell Ihrer körperlichen Gesundheit zuträglich sein, nur ist es unrealistisch, davon auszugehen, dass Sie es tatsächlich schaffen werden.

„Immer", „sofort", „ab jetzt", „nur noch" oder ähnliche Begriffe sollten in Ihrer Zielsetzung nicht vorkommen. Auch Gedanken eines „Entweder ... oder" sollten Sie vermeiden: „Entweder ich fange gleich richtig an oder ich lasse es" ist die garantierte Strategie des Scheiterns. Bereits kleine Fehltritte werden so zu dramatischen Rückfällen. Man nennt solch strenge Ziele auch rigide Ziele.

Seien Sie deshalb nachsichtig mit sich. Erlauben Sie sich auch Verzögerungen, Umwege und Unterbrechungen.

Annäherungs- und Meidensziele

Wenn wir gerade darüber reden, wie Ziele nicht formuliert sein sollten, muss ebenfalls vor Meidenszielen gewarnt werden. Mit der Aussage „Ich will nicht mehr in-

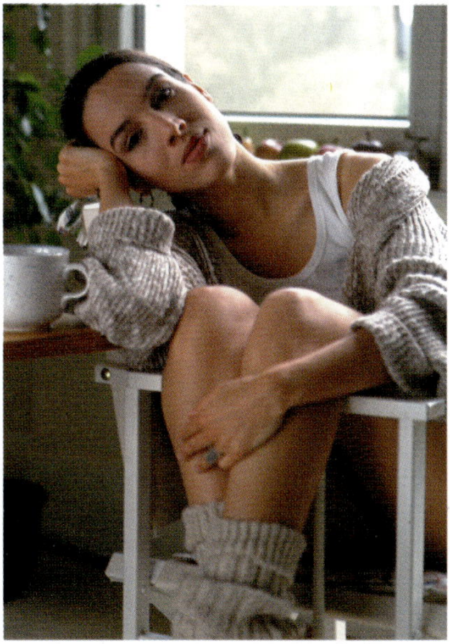

Rigide Ziele und Meidensziele begünstigen den Misserfolg! Sie treiben nicht an, sondern deprimieren.

aktiv sein" drücken Sie die Absicht aus, ein Verhalten nicht mehr zu wollen, und das nennt man Meidensziel. Eine solche Zielsetzung ist Ihnen nicht dienlich, denn a) wussten Sie ja schon vorher, dass Sie mehr für Ihren Körper tun sollten, und b) machen Sie sich damit auch noch auf Ihr schlechtes Gewissen aufmerksam.

Bei Meidenszielen entstehen Vorstellungsbilder, die negative Gefühle erzeugen, und diese sind einer dauerhaften Umsetzung nicht dienlich. Außerdem lenkt diese Art der Formulierung die Aufmerksamkeit auf das Scheitern, anstatt dass die Fortschritte positiv quittiert werden.

Annäherungsziele sind besser

Wählen Sie statt eines Meidensziels lieber ein Annäherungsziel. Dieses könnte beispielsweise lauten: „Ich will Schritt für Schritt aktiver werden." Sie benennen damit ein Ziel, mit dem Sie sich einem erwünschten Zustand annähern. Annäherungsziele sind verhaltenswirksame Ziele, weil sie sich in ein konkretes Verhalten umsetzen lassen. Außerdem rufen Sie angenehme Emotionen hervor und sind realistisch.

Info

Das halb volle Wasserglas

Sie kennen das mit dem zur Hälfte gefüllten Wasserglas? Der eine sagt, es sei halb voll, der andere sagt, es sei halb leer. Letztlich haben beide Recht. Dennoch drücken die Beschreibungen ganz unterschiedliche Haltungen aus. Wir nennen Sie manchmal optimistisch beziehungsweise pessimistisch. Wie beim halb gefüllten Wasserglas sind auch bei Zielformulierungen unterschiedliche Aussagen für ähnliche oder gleiche Sachverhalte möglich. Man spricht hier von „Meidenszielen" und „Annäherungszielen".

Positive Gefühle

Achten Sie bei der Formulierung eines Ziels auf die Reaktion Ihrer Gefühle. Machen Sie sich nicht unglücklich, indem Sie ein Ziel formulieren, bei dem es Sie schon beim Nachdenken darüber graust. Formulieren Sie stattdessen Ziele, die ein gutes Gefühl in Ihnen auslösen. Stellen Sie sich einmal vor, wie es wäre, wenn Sie bei passender Gelegenheit erste Schritte auf dem Weg zu Ihrem langfristigen Ziel vorangegangen wären. Fühlt sich das gut an?

Sprechen Sie die Gefühle, die durch Ihre Zielsetzung hervorgerufen werden, halblaut oder laut aus. Etwa indem Sie enthusiastisch sagen: „Ich find das klasse, wenn ich mir vorstelle, durch die Landschaft spazieren zu gehen."

Wenn Sie angesichts eines Verhaltensziels ein mulmiges Gefühl verspüren, dann denken Sie noch einmal über Ihr Vorhaben nach. Vielleicht ist das Ziel zu anspruchsvoll und ängstigt Sie deswegen. Gehen Sie einen Schritt zurück und nehmen Sie einen neuen Anlauf.

Konkretheit

Da Sie Ihr Verhalten zu ändern wünschen, sollten Sie Ihr Ziel auch so formulieren, dass es sich auf das Verhalten bezieht. Es soll also das Tun in den Vordergrund rücken und nicht die Konsequenz des Verhaltens. Wenn Sie formulieren „Ich will mich leichter fühlen", dann ist das sicherlich ein wünschenswerter Zustand. Aber das „leichter fühlen" legt keine Handlung fest. Formulieren Sie lieber konkret „Schritt für Schritt beginne ich mit einem Walking-Training und ich achte darauf, dass ich dabei ein gutes Gefühl habe."

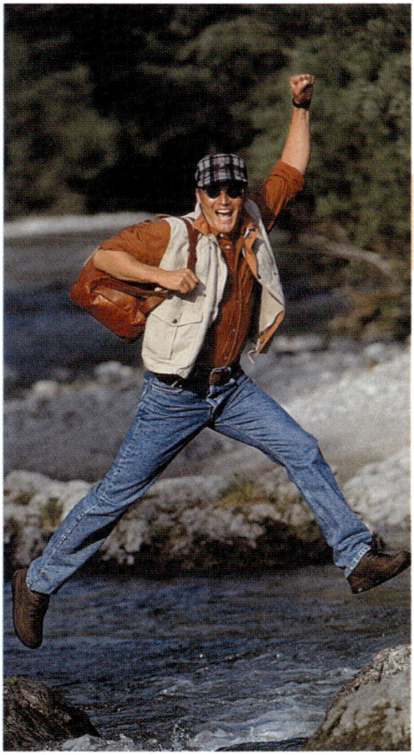

Am besten ist es, wenn ein Ziel aus Spaß, Lust und Interesse verfolgt wird. Dann motiviert die Sache selbst.

Zwischenziele sind wichtig

Um nicht an zu hohen Erwartungen zu scheitern, sollten Sie im ersten Zugang besser einen gewollten Anfangszustand (zum Beispiel „Ich will in dieser Woche den Trainingsplan befolgen und dreimal walken gehen") und nicht den gewünschten Endzustand (etwa „Ich will zehn Kilogramm abnehmen") eines langfristigen Verhaltens ins Auge fassen. Setzen Sie sich dann eine Reihe Zwischenziele, von denen Sie spüren, dass Sie diese schaffen können. Das stärkt Ihr Selbstvertrauen und das Erreichen eines Zwischenzieles gibt Ihnen immer wieder ein sehr schönes Erfolgserlebnis.

Es geht um Sie!

Ihr Ziel sollte unbedingt von Ihnen alleine erreicht werden können. Formulieren Sie deshalb ein Ziel, das zu 100 Prozent unter Ihrer eigenen Kontrolle steht.

Sie sollten Ihr Ziel unabhängig von anderen Personen und mit Ihrer derzeitigen Leistungsfähigkeit verwirklichen können. Waren Sie lange Jahre inaktiv und auch in Ihrer Jugend kein ausdauernder Sportler, dann sollten Sie mit hochgesteckten Zielen (beispielsweise mit dem Ziel „Teilnahme an einem Marathon") sehr vorsichtig sein.

Selbstbestimmt und nicht fremdbestimmt handeln

Außerdem sollten Ihre Ziel selbstbestimmt und Ihnen wirklich wichtig sein. Folgen Sie nicht den Anliegen Ihrer Mitmenschen, sondern Ihren eigenen Motiven. Wenn Sie sportlich aktiv werden, nur weil Ihr Lebenspartner es von Ihnen erwartet oder Ihr Arzt Ihnen nahe legt, dann werden Sie nur wenig dauerhaften Erfolg haben.

Am stärksten selbstbestimmt sind Ziele, die wir der Sache wegen selbst verfolgen. Solche Ziele haben gute Erfolgsaussichten, weil uns Spaß, Lust und Interesse antreiben. Die Sache selbst ist es, die uns motiviert.

Haben Sie mehrere Ziele gefunden, dann prüfen Sie deren Wertigkeit. Was steht vorne an? Was muss jetzt befriedigt werden, weil die Gelegenheit sonst verstreicht? Welches Motiv ist vordringlich und welches passt in die Zeit?

Aufgaben für die 5. Woche

Inzwischen haben Sie sich mit Ihrem Training schon eine solide Grundlage geschaffen, um recht ausdauernd unterwegs zu sein. Die Teilnehmer der sanften Variante walken in dieser Woche drei Trainingseinheiten, dabei gilt folgendes Schema: viermal am Stück sechs Minuten walken und zwischen den vier Intervallen jeweils eineinhalb Minuten mit nur leichtem Anstrengungsgefühl gehen.

Die fortgeschrittenen PfundsKur-Teilnehmer laufen dreimal, statt zu walken, nutzen aber das gleiche Intervall-

Check

Finden Sie Ihr Ziel

Jetzt, lieber Leser, wird es ernst! Eben haben Sie erfahren, was wichtig ist, um ein Ziel zu formulieren, das dauerhaft verhaltenswirksam werden kann. Ein Ziel, das Ihnen persönlich entspricht und Sie über die zehn PfundsKur-Wochen hinweg binden kann.

Schreiben Sie Ihr aktuelles Ziel auf und überprüfen Sie es kritisch hinsichtlich der eben dargestellten Aspekte. Gehen Sie es Punkt für Punkt noch einmal durch, passen Sie es den Empfehlungen aus diesem Kapitel an und tragen Sie unten Ihr überarbeitetes, verhaltenwirksames Ziel ein. Hier müsste dann Ihr ganz persönliches Ziel stehen, das Ihren Bedürfnissen wirklich entspricht und Ihre Lebensqualität langfristig steigern kann.

Wenn Sie zur Zeit gar kein konkretes Ziel benennen können, erinnern Sie sich an den PfundsKur-Beginn. Bestimmt haben Sie beim Kauf des Buches konkrete Absichten gehabt. Tragen Sie dann einfach diese ein, überarbeiten Sie Ihre Absicht und tragen Sie unten das Ergebnis ein.

Mein aktuelles/anfängliches PfundsKur-Ziel:

Mein verhaltenswirksames PfundsKur-Ziel:

schema. Auch für die Nordic Walker gelten diese Intervalle.

Planung der Ausdauereinheiten

Verteilen Sie Ihre Ausdauereinheiten über die gesamte Trainingswoche und lassen Sie zwischen zwei Einheiten auf jeden Fall einen Tag Pause. Vergessen Sie auch nicht, im Anschluss an das Training Ihre Dehnübungen durchzuführen und sich für Ihre Trainingseinheiten zu belohnen. Und denken Sie an unser Motto „Laufen ohne Schaufen".

Planung des Krafttrainings

In die Wochenmitte legen Sie am besten eine der beiden Krafttrainingseinheiten, die sie diese Woche in der sanften wie in der fortgeschrittenen Variante durchführen sollen, die andere aufs Wochenende. Die Woche könnte so aussehen, wie unten stehende Abbildung darstellt.

Beispiel: 5. Trainingswoche für die sanfte Variante

Trainings-ziel	Mo	Di	Mi	Do	Fr	Sa	So
Ausdauer	4 x 6 Min. walken, dazwischen 1,5 Min. gehen		4 x 6 Min. walken, dazwischen 1,5 Min. gehen			4 x 6 Min. walken, dazwischen 1,5 Min. gehen	
Kraft				4 Übungen à 10 Wiederholungen und 2 Serien (Programm also zweimal durchführen)			4 Übungen à 10 Wiederholungen und 2 Serien
Alltags-aktivität	Bleiben Sie aktiv!						
	Achten Sie auf die richtige Belastung: „Laufen ohne Schnaufen!" lautet die Regel.						

Sanfte und fortgeschrittene Variante: Ihr Aktiv-Programm für Woche 5

- 2-mal PfundsKur-Power-Programm (siehe Seite 54-56) ☐☐
- 3-mal walken beziehungsweise laufen nach Schema: 4x6 Minuten mit 1,5 Min. Erholungsphase. Je Trainingseinheit etwa 29 Minuten mit Dehngymnastik (siehe Seite 50/51) danach
  Es gilt nach wie vor: Laufen ohne zu schnaufen ☐☐☐
- Täglich Alltagsaktivität steigern (siehe auch Seite 31) ☐☐☐☐☐☐☐

Nicht vergessen: Belohnen Sie sich. Wenn es Ihnen zeitlich möglich ist, können Sie gerne noch die Kräftigungsgymnastik ab Seite 33 durchführen.

Jede erledigte Aktivität können Sie in den Feldern rechts einfach abhaken ☑

6. WOCHE

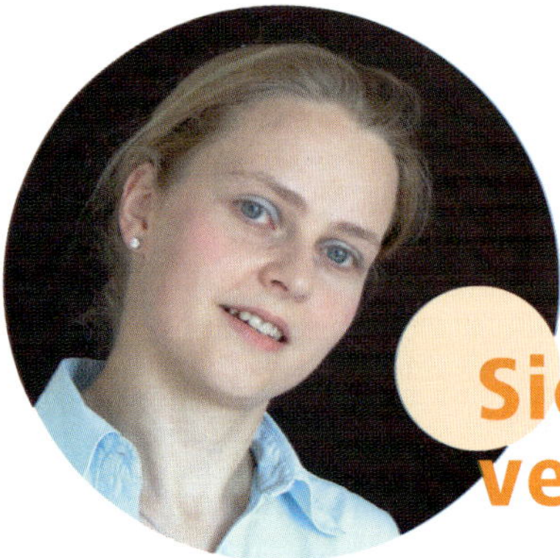

Sich dauerhaft verpflichten

Anke Meister Guten Tag, Herr Schlicht, in der letzten Woche haben Sie uns ja ganz schön rangenommen.

Wolfgang Schlicht Hallo Anke. Aber Sie wirken doch frisch und voller Tatendrang.

Anke Meister So war das jetzt auch gar nicht gemeint. Ich hatte Spaß an der letzten Woche und bin eigentlich richtig stolz, was ich körperlich inzwischen leisten kann. Das PfundsKur-Power-Programm hätte ich mir vor fünf Wochen nie zugetraut.

Wolfgang Schlicht Darf ich Ihre Aussage denn so deuten, dass Sie sich mit Ihrem bewegten Leben gut fühlen?

Anke Meister Ja, die Annahme stimmt. Ich fühle mich auch viel leistungsfähiger und gesünder, seit ich so aktiv bin.

Wolfgang Schlicht Dann könnten wir diese Woche doch Nägel mit Köpfen machen. Sie verpflichten sich vertraglich auf ein bewegtes Leben.

Anke Meister Vertraglich? Das hört sich aber ernst an!

Wolfgang Schlicht Naja, Verträge sind tatsächlich eine ernste Angelegenheit. Verträge binden, egal ob es sich um Arbeitsverträge oder Verträge zwischen Geschäftspartnern handelt. Dass Verträge erfüllt werden müssen, gilt in vermutlich allen Kulturen als ein unumstößliches Prinzip. Ein Vertrag bindet einen Partner an ein vereinbartes Verhalten, ein Vertrag bietet Sicherheit und klare Orientierung.

Daher lautet die erste PfundsKur-Aufgabe in Woche 6: Schließen Sie einen Vertrag mit sich selbst! Ein Muster für den Vertrag finden Sie auf Seite 65. Sie können ihn für sich übernehmen und um Ihr Ziel ergänzen, das Sie in der letzten Woche ermittelt haben. Gerne können Sie einen Vertrag in Ihren eigenen Worten verfassen und Ihren Vorstellungen noch mehr Raum geben. Nur unterzeichnen müssen Sie den Vertrag, egal welche Vorgehensweise Sie wählen.

Anke Meister Über die beste Vorgehensweise für mich möchte ich eigentlich noch mal kurz nachdenken ...

Wolfgang Schlicht Machen Sie das. Es ist sogar viel besser, wenn Sie den Vertrag in aller Ruhe zu Hause abschließen. Vertragsabschlüsse sind immer etwas Besonderes. Machen Sie den Vertrag mit sich selbst doch ebenfalls zu einem Ereignis. Vielleicht können Sie ja eine Ihnen vertraute Person bitten, Ihren Vertragsabschluss zu bezeugen. Deponieren Sie Ihren Vertrag an einer Stelle in Ihrer Wohnung, an der Sie immer wieder einmal vorbeikommen. Das erinnert Sie an Ihren Entschluss und bindet Sie an Ihr Ziel.

Anke Meister Vielleicht kann ich den Vertrag zusammen mit meiner Freundin Gisela unterschreiben, die ebenfalls an der PfundsKur teilnimmt.

Wolfgang Schlicht Das ist eine gute Idee. Und bei der Gelegenheit können Gisela und Sie sich gleich noch weitere Belohnungen für sich überlegen.

Normalerweise fallen bei Vertragsverstößen ja Konventionalstrafen an. In der PfundsKur läuft das aber anders. Belohnen Sie sich, wenn Sie den Vertrag erfüllt haben. Schenken Sie sich etwas, wenn Sie eine Aufgabe aus dem PfundsKur-Buch erledigt haben. Die Größe des Geschenks ist dabei zweitrangig. Hauptsache ist, Sie sind stolz auf sich und zufrieden, dass Sie Ihrem großen PfundsKur-Ziel wieder ein deutliches Stückchen näher gekommen sind.

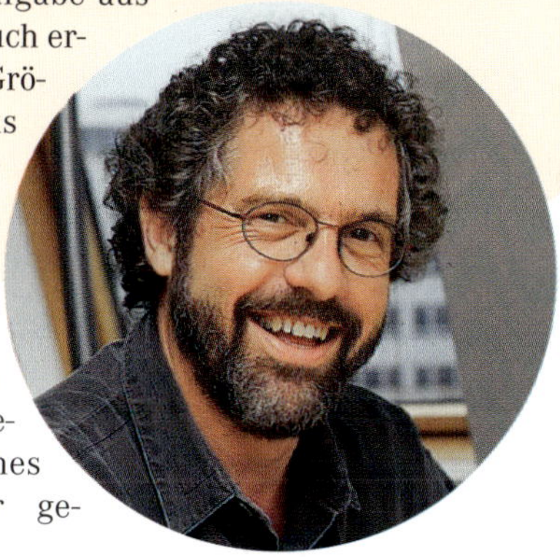

Schaffen Sie sich Gedächtnishilfen

Tipp

Damit Sie Ihr selbst gefasstes Ziel nicht wieder aus den Augen verlieren, können Sie sich stärker an dieses Ziel binden, indem Sie sich Gelegenheiten schaffen, die Sie an Ihre Absicht (Ihr Ziel) erinnern! Das kann das Bereitlegen von Gegenständen sein, die Sie benutzen, um die von Ihnen gewünschte körperliche Aktivität auszuüben: Schuhe, Kleidung, Sportgeräte oder ähnliche Dinge. Das können auch Merkzettel sein, die Sie an Orten hinkleben, an denen Sie im Alltag immer wieder vorbeikommen. Erinnerungshilfen können auch Eintragungen in Ihrem Terminkalender oder vieles andere mehr sein. Lassen Sie Ihrer Fantasie freien Lauf und überlegen Sie sich eigene Erinnerungshilfen. Wer zum Beispiel viel am PC arbeitet, kann den Bildschirmhintergrund so gestalten, dass er an seine Absicht erinnert. Er kann ein schönes Sportfoto auf den Rechner laden, vielleicht sogar mit sich selbst darauf.

Alles wird anders!

Das Training, das Sie nun seit einigen Wochen durchführen, bleibt nicht ohne Folgen. In Ihrem Organismus hat sich einiges zum Positiven verändert. Die Besserungen durch wohl dosierte sportliche Betätigung betreffen in der Regel dabei das Herz-Kreislauf-System, das Nerven- und das Atemsystem. Betrachten wir also einmal, was sich nach den vergangenen fünf Wochen der regelmäßigen körperlichen Aktivität bereits bei Ihnen getan haben könnte. Man muss das in der Möglichkeitsform formulieren, weil die Anpassungen von Person zu Person erheblich variieren und auch der Ausgangszustand einen nachhaltigen Einflussfaktor darstellt. Also, was könnte passiert sein?

Sportliche Herausforderungen meistern Sie jetzt auch mit niedrigerer Atemfrequenz. Das bedeutet, Ihre Lungenfunktion hat sich verbessert.

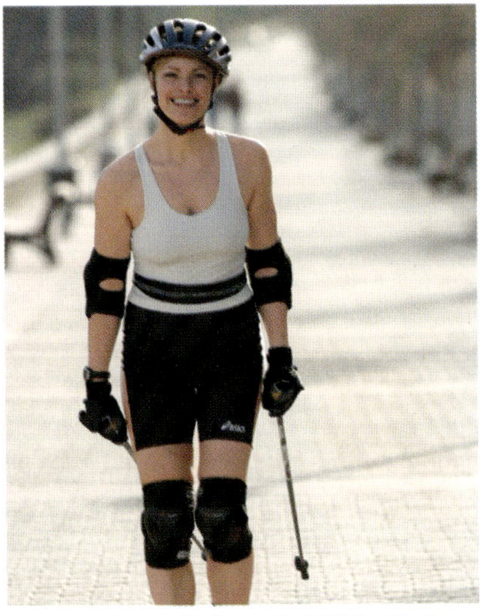

Bessere Gesundheit, mehr Wohlbefinden und Fitness: Sport verändert unser Leben zum Positiven.

Info

Ruheherzfrequenz im Detail

Bei den meisten Menschen liegt die Ruheherzfrequenz zwischen 60 und 80 Schlägen pro Minute. Das ist bedingt durch die unterschiedliche Herzgröße und das damit verbundene Herzschlagvolumen. Ein kleineres Herz muss häufiger schlagen, um die notwendige Menge Blut in den Kreislauf zu pumpen, als ein größeres. Da unser Herz ein Muskel ist, können wir ihn trainieren. Genau das passiert, wenn Sie regelmäßig Sport treiben. Der Herzmuskel wird größer und kräftiger. Dadurch schafft er es, mehr Blut pro Herzschlag in den Kreislauf zu pumpen. Es muss weniger Schläge in der Minute machen. Gut ausdauertrainierte Menschen haben einen Ruhepuls von 50 Schlägen, Spitzensportler bringen es sogar auf um die 40 Schläge.

Veränderungen in Ihrem Körper

Nach fünf Wochen Training besteht eine recht hohe Wahrscheinlichkeit, dass sich Ihre Ruhefrequenz bereits merklich gesenkt hat. Das ist darauf zurückzuführen, dass unser Körper stets nach funktionellen Lösungen sucht, wenn er auf veränderte Bedingungen reagieren muss. Bewegen wir uns wenig, so antwortet er darauf, indem er Muskelmasse reduziert. Ungenützte Körpersysteme verbrauchen aus wirtschaftlicher Sicht unseres Körpers unnötig Energie, insofern ist der Muskelabbau für den Organismus sehr vernünftig. Umgekehrt sucht der Körper für stark beanspruchte Systeme Lösungen, die es ihm möglich machen, bei weniger Aufwand mehr Leistung zu erbringen. Auch das ist eigentlich eine kluge Reaktionsweise.

Anpassung bei Beanspruchung

Bei regelmäßigem Training verringert der Organismus die Belastung für das Herz-Kreislauf-System – es schlägt im Durchschnitt 30 000-mal weniger am Tag als ein untrainiertes Herz. Auch unter ansonsten identischer Belastung muss das trainierte Herz nicht so häufig schlagen wie ein untrainiertes, daher ist ein veränderter Ruhepuls als äußerst positives Zeichen zu werten. Außerdem füllt sich ein trainiertes Herz besser mit Flüssigkeit und kann pro Herzschlag mehr Blut in den Kreislauf pumpen. Die Muskulatur wird besser mit Sauerstoff versorgt, und das ist wichtig, um den Energieverbrennungsofen gut anzuheizen und die Fettreserven anzugehen.

Machen Sie einen zweiten Test

Nach der Hälfte der PfundsKur ist es an der Zeit für einen erneuten Test, um sich die Anpassungsprozesse des eigenen Körpers vor Augen zu führen. Schlagen Sie dazu die Seite 17 auf und wiederholen Sie die Tests der 1. PfundsKur-Woche. Tragen Sie die neuen Ergebnisse wieder in die Tabelle auf Seite 17 ein und sehen Sie Ihre Fortschritte schwarz auf weiß.

Wenn sich nach Ihrer Auffassung weniger getan hat, als Sie sich erhofft haben, werden Sie bitte nicht unruhig. Sie sind ja auch nicht in sechs Wochen übergewichtig geworden. Da wäre es unfair, von einer Umstellung des Bewegungs- und des Essverhaltens zu erwarten, dass diese gleich Berge versetzt. Mit der PfundsKur geht es langsamer als mit einer Crash-Diät – aber dafür wirkt die PfundsKur nachhaltig.

Mein PfundsKur-Vertrag

§ 1 Mein Ziel

Mit meiner Unterschrift unter den vorliegenden Vertrag setze ich mir das Ziel,

....

....

§ 2 Meine Absicht

Um das in § 1 genannte Ziel zu erreichen, werde ich Ausdauertraining betreiben, meine Muskeln kräftigen und meine Alltagsaktivität steigern. Ich werde, wann immer sich die Gelegenheit bietet, auf den Einsatz von Mobilitätshilfen (Auto, Bus, Rolltreppe usw.) verzichten und stattdessen meine Körperkraft einsetzen, um Wege zurückzulegen oder Lasten zu tragen.

....

....

§ 3 Meine Erwartungen

Ich erwarte Rückschläge und Fehltritte und werte diese nicht als Katastrophe. Ich werde mich weder dadurch noch durch negative Empfindungen (schwitzen, außer Atem kommen, Muskelkater etc.) von meinem Ziel abbringen lassen.

....

Ort, Datum **Unterschrift**

Ein richtiger Trainingsplan

Eine eher negative Folge der Anpassungsfähigkeit unseres Körpers bekommen Astronauten zu spüren, die tagebeziehungsweise wochenlang in der Schwerelosigkeit veränderten Erdanziehungskräften ausgesetzt sind. Weil im Weltall Schwerkraft fehlt, wird die Haltemuskulatur der Astronauten nicht gebraucht und abgebaut. Aus diesem Grund werden in der modernen Raumfahrt aufwändige Programme gefahren, um solche Rückbildungsprozesse zu verhindern. Ähnliche negative Folgen haben für unseren Organismus die alltäglichen Inaktivitäten, die infolge des immer größer werdenden Komforts von Rolltreppen, Aufzügen und sonstigen Beförderungsmitteln entstehen. Auch sie bewirken Rückbildungsprozesse der Muskulatur.

Anforderungen erhöhen

Auf der Erde bietet uns die Anpassungsfähigkeit unseres Körpers die Möglichkeit, unser Leistungsniveau zum Positiven hin zu verändern. Eine Erhöhung der Anforderungen an die Systeme unseres Körpers bewirkt eine Reaktion dieser Systeme und führt zu einer Verbesserung des Leistungsvermögens, unserer Figur und insgesamt auch unseres Wohlbefindens. Zunächst aber bewirken die erhöhten Anforderungen eine Ermüdung des Organismus. Die Leistungsfähigkeit wird kurzfristig gesenkt, denn der Körper muss ungewohnte Anforderungen erfüllen und das fordert seine Kraft. Sie haben das nach den ersten Trainingseinheiten bestimmt selber gemerkt. Die Ermüdung, die Sie nach dem Training verspürt haben, hat aber bereits den Anstoß für die Anpassung (den Leistungsaufbau) in Ihrem Körper gegeben.

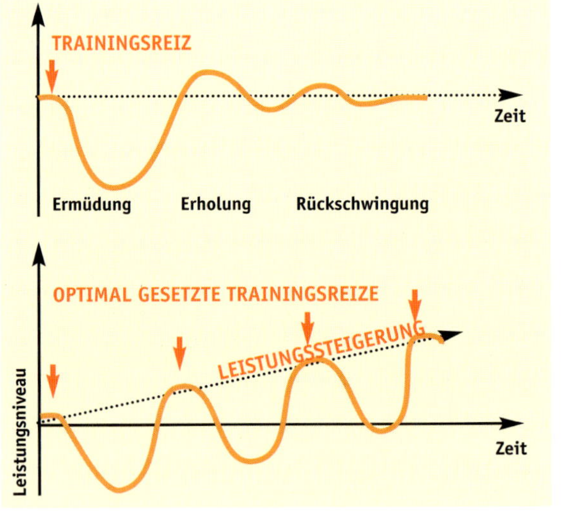

Ruhezeiten beachten, regelmäßig trainieren

Geben Sie Ihrem Organismus nach einer körperlichen Herausforderung Zeit, sich zu erholen. Er braucht diese Zeit nicht nur, um seine Funktionsfähigkeit wiederherzustellen; er nutzt sie auch, um vorzubeugen, dass ihn ähnliche Belastungen künftig nicht mehr aus dem Gleichgewicht bringen. Der Organismus passt sich über das ursprüngliche Leistungsniveau hinaus an. Das nennt man in der

Trainingswissenschaft die Superkompensation.

Aber es gilt auch, mit der nächsten Trainingseinheit nicht allzu lange zu warten. Um den Effekt der „Vorbeugung" nachhaltig zu nutzen, sollten Sie das nächste Training absolvieren, wenn Ihr Organismus in der Phase dieser Superkompensation ist. Warten Sie zu lange – trainieren Sie zum Beispiel nur einmal in der Woche –, pegelt sich der Organismus nämlich wieder auf dem ursprünglichen Niveau ein und Ihre Leistungsfähigkeit verbessert sich nicht. Aus diesem Grund sollte man im Ausdauerbereich etwa zwei bis drei Trainings in der Woche absolvieren und ebenso viele Trainingseinheiten zur Kräftigung der Muskulatur. Die Pause zwischen zwei Ausdauertrainingseinheiten und zwei Kräftigungstrainingseinheiten sollte auf jeden Fall mindestens 24 Stunden betragen.

Aufgaben für die 6. Woche

Diese Woche dient der Regeneration, die im Zusammenhang mit der Superkompensation ja große Bedeutung hat. Wir reduzieren daher die Ausdauereinheiten, halten allerdings den Umfang der Ausdauerbelastung konstant, verlängern aber die Länge der Intervalle auf acht Minuten. Insgesamt belasten Sie sich bei zwei Ausdauereinheiten diese Woche dreimal acht Minuten intensiv und reduzieren in den Erholungsphasen dazwischen für eineinhalb Minuten die Belastung. Außerdem stehen wieder das PfundsKur-Power-Programm, die Steigerung der Alltagsaktivität und die Testwiederholung aus Woche 1 an.

Sanfte und fortgeschrittene Variante: Ihr Aktiv-Programm für Woche 6

- **2-mal PfundsKur-Power-Programm (siehe Seite 54-56)** ☐☐
- **2-mal walken beziehungsweise laufen oder nordic walken nach Schema: 3 x 8 Minuten mit jeweils 1,5 Minuten Erholungsphase. Je Trainingseinheit also 27 Minuten. Außerdem Dehngymnastik (siehe Seite 50/51) danach** ☐☐
- **Tests aus Woche 1 wiederholen (siehe Seite 17 ff.)** ☐
- **Täglich Alltagsaktivität steigern (siehe auch Seite 31)** ☐☐☐☐☐☐☐

Nicht vergessen: Es gilt nach wie vor für das Tempo: „Laufen ohne zu schnaufen". Außerdem: Vertrag abschließen und sich für erfüllte Aufgaben belohnen. Wenn es Ihnen zeitlich möglich ist, können Sie gerne noch das Kräftigungsprogramm ab Seite 33 durchführen.

Jede erledigte Aktivität können Sie in den Feldern rechts einfach abhaken ☑

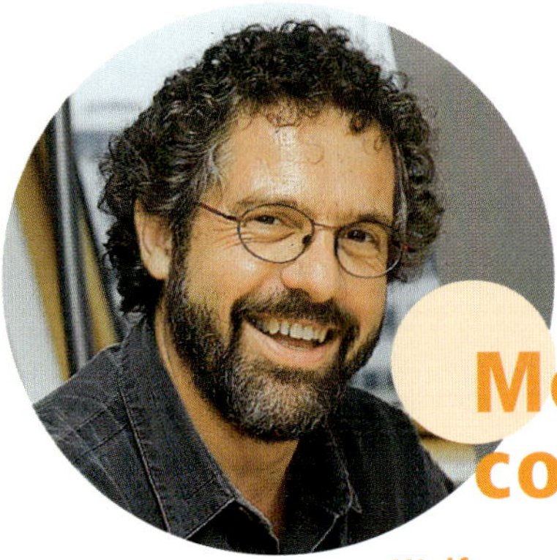

7. WOCHE

Mens sana in corpore sano!?

Wolfgang Schlicht Hallo Anke, wie geht es Ihnen?

Anke Meister Bestens, ich kann nicht klagen. Mein Soll habe ich erfüllt, ich habe mich außerdem belohnt und mich selbst durch meinen Nachbarn nicht aus dem Konzept bringen lassen.

Wolfgang Schlicht Durch Ihren Nachbarn? Das verstehe ich nicht ganz.

Anke Meister Ja, durch Herrn Lutze, der neben uns wohnt und der sich gerne über meine neue Sportlichkeit lustig macht. Und allzu gerne weist Herr Lutze auch auf seinen Großonkel hin, der ohne Sport zu treiben und trotz Rauchens 86 Jahre alt geworden ist.

Wolfgang Schlicht Tja, die klassischen Argumente, die eine ungesunde Lebensweise rechtfertigen sollen. Gerne wird in diesem Zusammenhang auch ein Zitat genannt, das man Winston Churchill zuschreibt. „No sports", soll er gesagt haben, „Kein Sport" – und gerne sieht man den englischen Staatsmann dabei Zigarre rauchend, beleibt und schon etwas älter abgebildet.

Ob und zu welchem Anlass Winston Churchill diesen Spruch getan hat, ist aber tatsächlich ungeklärt. Und selbst wenn man wüsste, dass die Aussage wirklich von ihm stammt, wäre Vorsicht geboten mit voreiligen Interpretationen. Churchill war ein hervorragender Sportler: Er spielte Polo, war Mitglied der Schwimmmannschaft und bester Fechter seiner Schule. Das Reiten behielt er noch bis ins hohe Alter bei.

Anke Meister Und dass Sport gesund ist, wussten ja schon die Römer. „Mens sana in corpore sano", sagten die, also „In einem gesunden Körper wohnt ein gesunder Geist".

Wolfgang Schlicht Prinzipiell stimmt diese Aussage ja auch. Dass Bewegung und Sport gut für Körper und Wohlbefinden sind, ist durch viele wissenschaftliche Studien belegt. Das lateinische Zitat ist aber in der Ihnen bekannten Übersetzung falsch. Eigentlich heißt es vollständig und korrekt nämlich: „Orandum est ut sit mens sana in corpore sano" und stammt von Juvenal, einem Zeitgenossen von Julius Caesar. Juvenal war ein begnadeter Satiriker und in dem Satz sagt er richtig übersetzt: „Es ist wünschenswert, dass in einem gesunden Körper ein gesunder Geist sei". Er empfiehlt seinen Zeitgenossen, sich in die Hände der Götter zu begeben und diese darum zu bitten (zu beten), dass wenigstens ein gesunder Geist (Verstand) in einem gesunden Körper wohnen möge, denn oft genug geht eines ohne das andere einher. Damit meint Juvenal praktisch das Gegenteil von dem, was die verbreitete Verkürzung aussagt. Vertrauen Sie keinen Spruchweisheiten, wenn sie nicht von Ihnen selbst stammen oder Sie die Quelle nicht kennen.

Anke Meister Meinen Nachbarn Herrn Lutze sollte ich auf die Fehlübersetzung aber besser nicht aufmerksam machen. Er nimmt das bestimmt gleich als Argument gegen meine neue Sportlichkeit.

Wolfgang Schlicht Gegen die Ansicht von Herrn Lutze sprechen aber auf jeden Fall die Fakten. Erwirbt man mentale Gesundheit, wenn man sportlich aktiv ist? Ja, sagen wissenschaftliche Studien aus der ganzen Welt. Mitte der 1990er Jahre habe ich die weltweit vorhandenen Daten zusammengetragen, die zu dieser Frage erschienen waren. Mit einem speziellen statistischen Verfahren habe ich nachgerechnet, wie hoch der Einfluss sportlicher Aktivität auf die Stimmung, das Wohlbefinden, auf die Minderung von Angstzuständen – zusammenfassend auf die psychische Gesundheit – denn tatsächlich ist. Siehe da, der Einfluss ist zwar geringer, als einen die Fitnessgurus glauben machen wollen, aber er ist vorhanden. Regelmäßiges Sporttreiben trägt zu einer positiveren Stimmung bei und hebt auch mittelfristig das Wohlbefinden.

Anke Meister Aber darauf würde mein Nachbar beispielsweise antworten, dass er auch schon mal versucht hat zu joggen und sich danach jedoch überhaupt nicht gut gefühlt hat.

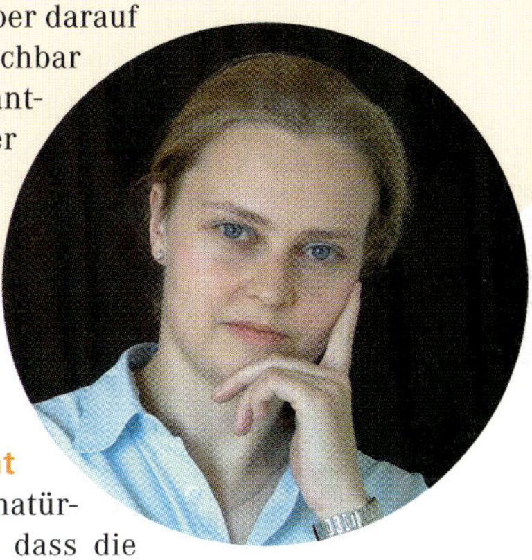

Wolfgang Schlicht Auf jeden Fall ist natürlich zu beachten, dass die Effekte erst auftreten, wenn man eine ganze Weile walkend oder laufend unterwegs ist. Erst bei regelmäßigem und ausdauerndem Training stellt sich mehr Wohlbefinden ein, ein zehnminütiger Joggingversuch reicht nicht aus. Ihre PfundsKur dagegen ist bestens geeignet für mehr Lust am Leben. Um sich das bewusst zu machen, besteht eine Aufgabe dieser Woche darin, seine Stimmungen zu dokumentieren. Den Test dafür finden Sie auf Seite 72.

Belastungssteuerung für Profis

Die Regenerationswoche ist vorüber und wir steigen in der 7. Woche wieder so richtig in die Belastung ein. In zwei Wochen werden wir außerdem das Intervalltraining beenden und mit einer Dauerbelastung anfangen, sprich: wir unterbechen das Walken und Laufen nicht mehr durch Erholungsphasen. Stolze 35 Minuten Ausdauertraining werden Sie in der 9. PfundsKur-Woche absolvieren und das ist auch der Hintergrund, vor dem ich Ihnen diese Woche eine neue Methode der Belastungssteuerung vorstelle.

In den vergangenen Wochen haben wir mit der Borg-Skala beziehungsweise mit dem Motto „Laufen ohne Schnaufen" eine einfache Methode benutzt, um die Trainingsbelastung zu dosieren. Genauer als diese Methode ist aber die Orientierung an der maximalen Herzfrequenz.

Ihre maximale Herzfrequenz

Das A und O beim Training sollte es auch immer sein, Schaden zu vermeiden und sich nicht zu überlasten. Mit der Ermittlung der maximalen Herzfrequenz (HFmax) und der Orientierung daran tun Sie einen wichtigen Schritt für ein gesundheitsorientiertes Training. Ermitteln können Sie Ihren Wert mit einer Formel, die die „American Heart Association" zur Berechnung empfiehlt. Da die maximale Herzfrequenz vom Lebensalter abhängt und auch davon, ob Sie männlich oder weiblich sind, müssen diese Faktoren bei der Berechnung bedacht werden. Achung: Auf Kinder kann die Formel nicht angewendet werden.

Trainingsherzfrequenzen für Männer

Alter	max. Herzfrequenz	60 % der max. Herzfrequenz	70 % der max. Herzfrequenz	80 % der max. Herzfrequenz
30 Jahre	190 Schläge/Min.	114 Schläge/Min.	133 Schläge/Min.	152 Schläge/Min.
40 Jahre	180 Schläge/Min.	108 Schläge/Min.	126 Schläge/Min.	144 Schläge/Min.
50 Jahre	170 Schläge/Min.	102 Schläge/Min.	119 Schläge/Min.	136 Schläge/Min.
60 Jahre	160 Schläge/Min.	96 Schläge/Min.	112 Schläge/Min.	128 Schläge/Min.
70 Jahre	150 Schläge/Min.	90 Schläge/Min.	105 Schläge/Min.	120 Schläge/Min.

Trainingsherzfrequenzen für Frauen

Alter	max. Herzfrequenz	60 % der max. Herzfrequenz	70 % der max. Herzfrequenz	80 % der max. Herzfrequenz
30 Jahre	196 Schläge/Min.	118 Schläge/Min.	137 Schläge/Min.	157 Schläge/Min.
40 Jahre	186 Schläge/Min.	112 Schläge/Min.	130 Schläge/Min.	149 Schläge/Min.
50 Jahre	176 Schläge/Min.	106 Schläge/Min.	123 Schläge/Min.	141 Schläge/Min.
60 Jahre	166 Schläge/Min.	100 Schläge/Min.	116 Schläge/Min.	133 Schläge/Min.
70 Jahre	156 Schläge/Min.	94 Schläge/Min.	109 Schläge/Min.	125 Schläge/Min

Frauen:
Maximale Herzfrequenz =
226 minus Lebensalter

Männer:
Maximale Herzfrequenz =
220 minus Lebensalter

Meine maximale Herzfrequenz:

171

Der oben errechnete Wert ist die absolute Grenze für Ihre Trainingsbelastung, er stellt eine unbedingt ernst zu nehmende Tabugrenze dar. Sollten Sie sich im Training Ihrer maximalen Herzfrequenz nähern, ist das Ziehen der „Notbremse" Pflicht. Das heißt, Sie nehmen die Belastungsintensität deutlich zurück oder brechen das Training ab.

So trainieren Sie richtig

Die für Sie günstigste Trainingsherzfrequenz liegt zwischen 60 Prozent und 80 Prozent der maximalen Herzfrequenz. Was das konkret für Sie in Schlägen pro Minute bedeutet, können Sie den Tabellen auf der Seite links entnehmen.

Die Praxis zeigt, dass diese Werte für 70 Prozent der Bevölkerung bestens geeignet sind. 30 Prozent allerdings liegen mit ihrem optimalen Trainingsbereich darüber und darunter. Wenn Sie sich mit den eben errechneten Werten beim Training nicht gut fühlen, lege ich Ihnen ans Herz, die Werte mithilfe einer anderen Methode noch einmal zu bestimmen, die der finnische Sportmediziner Karvonen entwickelt hat (siehe Seite 72).

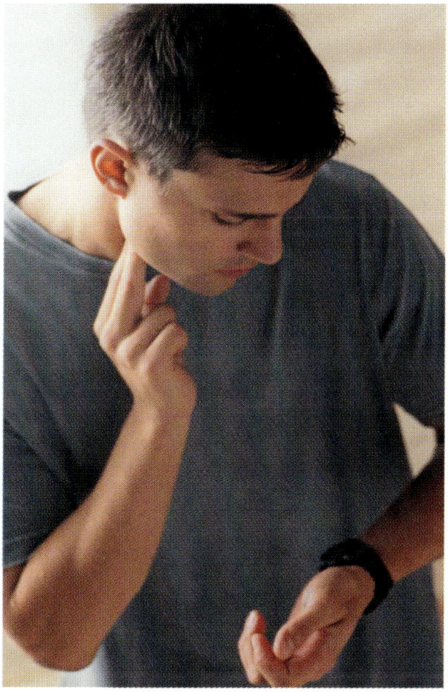

Wie Sie per Hand Ihre Herzfrequenz (Ihren Puls) messen können, ist in diesem Buch auf Seite 18 erklärt.

Die Kontrolle der Herzfrequenz

Um im optimalen Bereich zu trainieren, müssen Sie Ihre Herzfrequenz (Ihren Puls) während des Trainings überwachen. Dies können Sie wie auf Seite 18 beschrieben mit der Hand tun. Der Nachteil dieser Methode: Sie müssen immer wieder stehen bleiben, um die Herzfrequenz zu bestimmen, und haben außerdem keine kontinuierliche Überwachung Ihrer Trainingsintensität. Besser und auf jeden Fall auch bequemer als die Handmessmethode ist die Verwendung eines Herzfrequenz-Messgerätes, alltagssprachlich Pulsuhr genannt.

HF Ruhe = 65

HFmax 220 - 55 = (165) - HF Ruhe = 100

70% = 70 + 65 = 135

60% = 60 + 65 = 125

80% = 80 + 65 = 145

Die Karvonen-Methode

Der finnische Sportmediziner Karvonen hat eine recht genaue Methode zur Ermittlung der optimalen Trainingsherzfrequenz entwickelt. Für diese Vorgehensweise benötigen Sie Ihre Ruheherzfrequenz, die Sie morgens direkt nach dem Aufwachen, noch im Bett liegend, ermitteln.

Die Berechnung nach Karvonen ist allerdings etwas komplizierter, Sie müssen folgende Formel dafür nutzen:

$$THF = (HF_{max} - HF_{Ruhe}) \times TB + HF_{Ruhe}$$

THF = Trainingsherzfrequenz
HFmax = 220 bzw. 226 Schläge pro Min. - Alter
HFRuhe = Ruheherzfrequenz
TB = Trainingsbereich in Prozent

Test: Ihr persönliches Stimmungsbarometer

Um ein besseres Gespür für die eigene Verfasstheit zu entwickeln, notieren Sie nach rechts stehendem Schema regelmäßig, wie Sie sich gerade fühlen. Fühlen Sie sich nach dem Sport gut, kreuzen Sie das dort nebenstehende Kästchen an (+1), fühlen Sie sich schlecht, machen Sie Ihr Kreuz bei (-1), liegen Sie dazwischen, kreuzen sie in der Mitte an (0). Machen Sie das über einige Tage einmal morgens und einmal abends, machen Sie es vor Ihrer Trainingseinheit und danach. Sie können dann verfolgen, ob sich etwas ändert.

	(+1)	(0)	(-1)	
gut	☐	☐	☐	schlecht
wach	☐	☐	☐	müde
stark	☐	☐	☐	schwach
gelassen	☐	☐	☐	gereizt
zufrieden	☐	☐	☐	unzufrieden
entspannt	☐	☐	☐	belastet

Pulsuhren sind praktisch

Eine Pulsuhr besteht aus zwei Teilen, einem Brustgurt und einer „richtigen" Uhr. Der Brustgurt (Sender) wird an der Brust getragen und erfasst mithilfe zweier integrierter Sensoren, wie häufig das Herz pro Minute schlägt. Diese Informationen werden dann an die „Uhr" gesendet, die man am Handgelenk trägt. Auf der Uhr kann man dann stets die aktuelle Herzfrequenz ablesen und das Training dementsprechend daran orientieren.

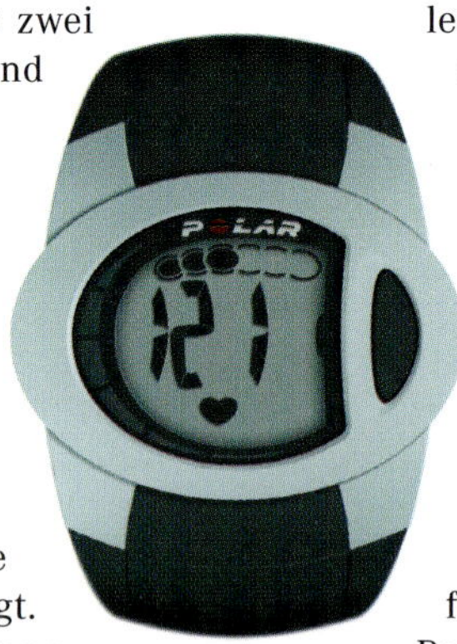

Bei den meisten Pulsuhren können Sie außerdem Ihren optimalen Trainingsbereich als Ober- und Untergrenze eingeben, zum Beispiel 110 bis 145 Schläge pro Minute. Wenn Sie diesen Bereich im Training verlassen, ertönt ein Warnsignal. Mittel- beziehungsweise langfristig ist die Anschaffung einer Pulsuhr auf jeden Fall lohnend.

Aufgaben für die 7. Woche

Die Regenerationswoche ist vorüber und wir steigen in der 7. Woche wieder in die Belastung ein. Sie machen Ihre beiden Krafttrainingseinheiten, Ihre Gymnastik und Sie walken oder laufen drei Trainingseinheiten mit je drei zehnminütigen Belastungen. Bei den Ausdauertrainingseinheiten trainieren Sie die ersten beiden Intervalle bei 70 Prozent Ihrer maximalen Herzfrequenz, das letzte Intervall nutzen Sie zur Regeneration bei rund 60 Prozent. In der Sportwissenschaft gibt es allerdings keine Zauberformel, die für wirklich jeden Menschen gültig ist, gilt. Die Empfehlung für bestimmte Intensitäten soll einen Belastungsbereich vorgeben, in dem Sie sich wohl fühlen. Wenn dies bei Ihnen nicht zutrifft, passen Sie Ihr Training so an, dass es Ihnen gut geht.

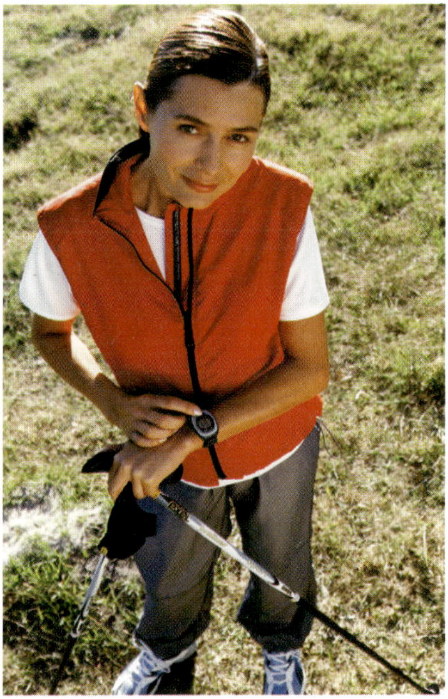

Einfach zu bedienen und genau: mit einer Pulsuhr trainiert es sich wirksamer.

Sanfte und fortgeschrittene Variante: Ihr Aktiv-Programm für Woche 7

- **2-mal PfundsKur-Power-Programm (siehe Seite 54-56)** ☐☐
- **3-mal walken beziehungsweise laufen oder nordic walken nach Schema: 2 x 10 Min. mit 1,5 Min. Erholungsphase und Belastungsintensität 70 Prozent HF_{max}; 1 x 10 Min. mit 60 Prozent HF_{max} (je Trainingseinheit 33 Minuten). Außerdem Dehngymnastik (siehe Seite 50/51) danach** ☐☐☐
- **Täglich Alltagsaktivität steigern (siehe auch Seite 31)** ☐☐☐☐☐☐☐

Nicht vergessen: „Test: Ihr persönliches Stimmungsbarometer“ und sich nach wie vor für erfüllte Aufgaben belohnen. Wenn es Ihnen zeitlich möglich ist, können Sie gerne noch das Kräftigungsprogramm ab Seite 33 durchführen.

Jede erledigte Aktivität können Sie in den Feldern rechts einfach abhaken ☑

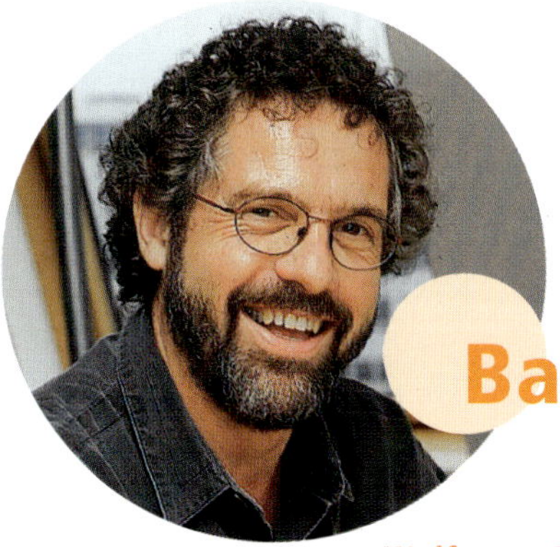

8. WOCHE

Barrieren überwinden

Wolfgang Schlicht Hallo Anke, jetzt sind Sie bereits sieben Wochen aktiv. Das finde ich prima. Seien Sie ruhig ein wenig stolz auf sich. Belohnen Sie sich für Ihre Leistung, denn die meisten Menschen, die ein Aktivitätsprogramm beginnen, steigen nach spätestens sechs Wochen wieder aus.

Anke Meister Hallo Herr Schlicht. Dann gehöre ich jetzt also nicht mehr dem Durchschnitt an? Das freut mich.

Wolfgang Schlicht Tatsächlich geben die meisten Menschen relativ rasch ihre sportlichen Vorhaben wieder auf. Es gelingt ihnen nicht, die vielfältigen Barrieren zu managen, die einem auf dem Weg zur regelmäßigen Aktivität im Wege stehen. Manchmal sind es auch Ereignisse, wie Beschwerden oder Verletzungen, die zu einer Pause führen und Anlass geben, in die alten Verhaltensweisen der Inaktivität zurückzufallen.

Anke Meister Naja, wegen ein paar Muskelschmerzen kann man doch nicht gleich das Handtuch werfen. Dann hat jemand wirklich kein Durchhaltevermögen.

Wolfgang Schlicht Schmerzen sollte man allerdings nicht ganz auf die leichte Schulter nehmen. Muskuläre Beschwerden werden nicht nur durch den bekannten Muskelkater ausgelöst, sondern können auch durch äußere Einwirkungen wie Schläge oder Stöße entstehen. Ebenso kann eine eklatante Überbelastung ursächlich für die Schmerzen sein. Wenn der Verdacht auf eine solche oder eine andere ernsthafte Ursache besteht, darf nicht selbst herumgedoktert werden. Dann gilt: Gehen Sie zum Arzt und lassen Sie sich untersuchen.

Anke Meister Und was ist dann mit meinem Training?

Wolfgang Schlicht Trainieren Sie nie gegen Schmerzen an, pausieren Sie in dieser Zeit. Der Schmerz ist ein gut gemeintes Signal Ihres Körpers, das deutlich macht: „Stopp, jetzt reicht es! Irgendetwas ist nicht mehr in Ordnung!“

Anke Meister Aber wenn ich auf jeden Muskelkater mit einem Trainingsstopp reagiere, komme ich ja überhaupt nicht weiter. „Muskelkater, das ist der Faulpelz in dir“, pflegt meine Großmutter zu sagen, „um ihn zu vertreiben, muss man gleich mit dem Sport weitermachen und darf dem Faulpelz gar keine Atempause gönnen.“

Barrieren überwinden

8. Woche

Wolfgang Schlicht Da hat Ihre Großmutter nicht Unrecht. Allerdings hat sie auch nicht ganz Recht. Tatsächlich tritt Muskelkater auf, wenn der Körper mit ungewohnten Belastungen konfrontiert wird. Insofern zeigt Muskelkater nach dem Ausdauersport schon ein bisschen den Faulpelz in Ihnen an, er ist als die Folge der alltäglichen Inaktivität zu sehen. Wenn jemand jeden Tag gut zu Fuß unterwegs ist, sollte Walking bei ihm nicht zu starkem Muskelkater führen.

Allerdings sollte man mit Muskelkater auch nicht einfach so weitermachen, als gäbe es ihn nicht. Intensiver Sport sollte während eines Muskelkaters unterbleiben. Die Ursache für Muskelkater sind nämlich Mikroverletzungen der Muskelfasern, Verletzungen der kleinsten und feinsten Strukturen des Muskels, und diese brauchen Zeit zum Ausheilen. In der Regel geschieht das innerhalb von zwei bis drei Tagen, wobei keinerlei bleibende Schäden der Muskulatur zu befürchten sind. Absolvieren Sie in dieser Zeit leichte Gymnastik oder entspanntes Gehen oder Laufen.

Anke Meister Diesen Rat beherzige ich gerne. Denn weh tut es ja schon, wenn man sich mit einem Muskelkater so richtig bewegt ...

Wolfgang Schlicht So ein Muskelkater kann wirklich sehr schmerzhaft sein. Trotzdem darf ein Muskelkater nicht zum Argument fürs gänzliche Nichtstun werden. An einem Tag der Muskelkater, an einem anderen Abend der Anruf eines guten Freundes, dann der spannende Film im Fernsehprogramm – und schon ist man in sein altes inaktives Verhalten zurückgefallen.

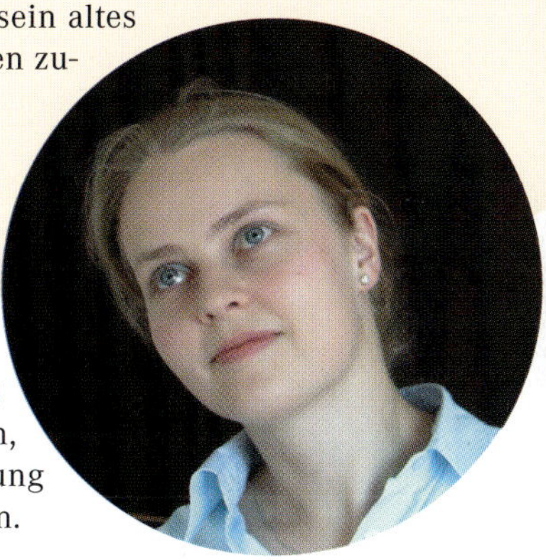

Anke Meister Das sind aber genau die Dinge, an denen die Vorhaben dann scheitern. Und es schleicht sich so schnell ein, Sport und Bewegung zu vernachlässigen.

Wolfgang Schlicht Und wenn Sie einmal versuchten, alle Barrieren aufzuzählen, die Sie an der Umsetzung Ihrer Absichten hindern könnten, käme vermutlich eine lange, beachtliche Liste zustande: Die Steuererklärung muss noch gemacht werde; es regnet und ist kalt; das Fahrrad muss repariert werden, und, und, und. Was also tun? Das überlegen wir uns in dieser 8. Woche, damit Sie nach Ende des PfundsKur-Programms mit den wichtigsten sportpsychologischen Tricks gerüstet sind. Wer noch mehr über dieses Thema wissen möchte, dem empfehle ich mein Buch „Beweg dein Leben!“, das im Hampp Verlag erschienen ist.

Ordnen Sie Barrieren

Tag für Tag ordnen Sie Personen, die Ihnen begegnen, nach Kategorien: Die freundliche, die unsympathische, die vertrauenswürdige Person – sind nur einige solcher Kategorien, in die wir den neuen Nachbarn, die Kassiererin im Supermarkt oder den Busfahrer stecken. Auch Verhaltensbarrieren können Sie nach Kategorien sortieren und sich entsprechende Strategien dafür bereitlegen.

Typen von Barrieren

Sinnvoll ist es, Barrieren danach zu ordnen, ob sie vorhersehbar sind oder nicht. Nach dieser Einteilung gibt es folglich zwei Klassen:

- Barrieren, die Sie vorhersehen können, bei denen Sie bereits wissen, dass es Ihnen schwer fallen wird, Ihr gewolltes Verhalten trotzdem zu verwirklichen. Ich nenne das den Barriere-Typ „vorhersehbar", zu dem beispielsweise die Übertragung eines Formel-1-Rennens oder der TÜV-Termin zählen könnten.
- Barrieren, die völlig unvorhergesehen auftreten, sozusagen aus heiterem Himmel, stellen eine andere Form der Barriere dar und werden Typ „überraschend" genannt. Der unangekündigte Besuch eines Verwandten oder die plötzliche Krankheit des Kindes sind typische Beispiele dafür.

Der Fachmann sind Sie!

Wo Ihre persönlichen Schwachstellen liegen, wissen Sie selbst am besten. Ist es das schlechte Wetter, das regelmäßig Ihre Absichten zunichte macht, oder ist es das Fernsehprogramm? Erstellen Sie eine Checkliste, notieren Sie sich Situationen und Gelegenheiten, die Sie daran hindern, aktiv zu werden. Überlegen Sie dann, welche Möglichkeiten Sie kennen, die Barrieren niederzureißen. Bei diesen Maßnahmen können Sie ruhig auch rigoroser werden und zum Beispiel die Methode der Reizkontrolle zum Einsatz bringen.

Kontrollieren Sie die Reize

Reizkontrolle ist eine Erfolg versprechende Methode, um dem Barriere-Typ „vorhersehbar" zu begegnen. Wenn es etwa das Fernsehprogramm ist, das Sie an der Aktivität hindert, dann schauen Sie künftig doch einfach nicht mehr in die Fernsehzeitschrift. Wenn es aber der Fernseher selbst ist, der Sie dazu animiert, wahllos durch die Programme zu „zappen" statt spazieren zu gehen, dann schaffen Sie ihn aus Ihrem Blickfeld. Stellen Sie ihn in ein Zimmer, in dem Sie sich nicht so häufig aufhalten. Was ich nicht weiß, das macht mich nicht heiß, so lautet die Volksweisheit, die auch für Sie nun Gültigkeit besitzen sollte. Und bei genauerer Überlegung werden Sie mir wohl zustimmen, dass es nur ausgesprochen selten ein Fernsehereignis gibt, bei dem Sie es wirklich bedauern müssten, es verpasst zu haben.

Der Barrieren-Typ „überraschend"

Der Typ „überraschend" ist ein wenig schwieriger zu meistern als der Barriere-Typ „vorhersehbar". Sich dafür eine passende Strategie zurechtzulegen, ist kaum möglich. Denn man ist sich ja nicht im Klaren darüber, wann etwas Überraschendes auftritt und welche Gestalt es hat. Vielleicht wäre man so manches Mal doch lieber zum Waldlauf verschwunden, statt die Schwiegermutter zu bewirten – aber sie kam eben unangekündigt, ganz überraschend vorbei ...

Es kommt selten aus heiterem Himmel

Ganz allgemein hilft Ihnen bei der Meisterung überraschender Barrieren eine gute Selbstwirksamkeit. Wer überzeugt ist, dass er auch schwierige Situationen meistern kann, den schmeißt so schnell nichts aus der Bahn. Sich Erfolg zu verschaffen und diesen Erfolg sich selbst zuzuschreiben ist demnach schon einmal eine präventive Antwort auf die Barrieren des Typs „überraschend".

Das „Selbstmanagement ressourcenorientiert" von Maja Storch und Frank Krause oder auch mein Buch „Beweg dein Leben!" zeigen: So unerwartet wie ein Unfall oder ein Erdbeben sind die allermeisten der Situationen des Typs „überraschend" nun auch wieder nicht. Wenn die Schwiegermutter zum Beispiel regelmäßig ohne Vorankündigung bei Ihnen vorbeischaut, handelt es sich genau genommen gar nicht mehr um einen Barriere-Typ „überraschend". Eigentlich ist die Störung vorhersehbar geworden und Sie können klar handeln. Sie können Ihre Schwiegermutter freundlich bitten, künftig die Besuche vorher mit Ihnen abzusprechen.

Aufgaben für die 8. Woche

Sie sollten dreimal die Woche trainieren. Bei jeder Einheit belasten Sie sich insgesamt 34 Minuten mit einer Herzfrequenz von 70 Prozent Ihrer maximalen Herzfrequenz. Das sind in dieser Woche also schon 112 Minuten oder – grob gerechnet fast 2 Stunden – Ausdauertraining. Hut ab! Zwar gibt es von Mensch zu Mensch Variationen, aber ich bin sicher, wenn Sie den Trainingsplan diese Woche einhalten, dann sind Sie nah dran an der Empfehlung aus Woche 2 und verbrauchen um die 1200 Kilokalorien zusätzlich zu Ihrem Grundumsatz.

Sanfte und fortgeschrittene Variante: Ihr Aktiv-Programm für Woche 8

- **2-mal PfundsKur-Power-Programm (siehe Seite 54-56)** ☐☐
- **3-mal walken beziehungsweise laufen oder nordic walken nach Schema: 2 x 12 Minuten und 1 x 10 Minuten mit jeweils 1 Minute Erholungsphase (je Trainingseinheit 34 Minuten). Belastungsintensität etwa 70 Prozent HF_{max}. Zudem Dehngymnastik (siehe Seite 50/51) danach** ☐☐☐
- **Täglich Alltagsaktivität steigern (siehe auch Seite 31)** ☐☐☐☐☐☐☐

Nicht vergessen: Belohnen und falls möglich Kräftigungsprogramm ab Seite 33 durchführen.

Jede erledigte Aktivität können Sie in den Feldern rechts einfach abhaken ☑

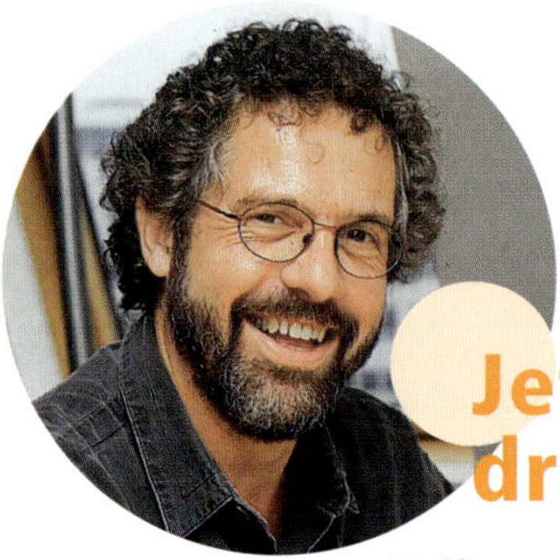

Jetzt heißt es dranbleiben

Wolfgang Schlicht Hallo Anke, hallo liebe Leser – Kompliment, Sie stehen kurz vor dem Gipfel Ihrer Pfunds-Tour. Acht Wochen trainieren Sie jetzt schon Ihre Ausdauer, stärken Ihre Muskulatur und sorgen für mehr Beweglichkeit und mehr Bewegung in Ihrem Alltag.

Anke Meister Naja, „Ohne Fleiß kein Preis" heißt es doch im Volksmund.

Wolfgang Schlicht Für viele ist es trotzdem ausgesprochen schwierig „dranzubleiben". Erfolgreiche Veränderungen bringen es mit sich, dass meist mehrere Anläufe nötig sind, ehe man schließlich sein großes Ziel erreicht.

Profisportler trainieren über lange Jahre und bauen in jeden Trainingsplan Etappenziele ein, die ihnen das gute Gefühl geben, noch auf der „richtigen Spur" zu sein. Radrennfahrer fahren in der Vorbereitungsphase auf die Tour de France kürzere und leichtere Tests wie die Tour de Swiss oder die Deutschlandrundfahrt.

Das Erreichen von Etappenzielen verschafft den Athleten Erfolgserlebnisse auch fern vom Wettkampf. Auch für Sie ist diese Strategie wichtig, damit Sie ein dauerhaft bewegtes Leben führen. Kennen Sie das Sprichwort zu der Taube auf dem Dach?

Anke Meister Ja, das ist mir bekannt, „Lieber den Spatz in der Hand als die Taube auf dem Dach" heißt es.

Wolfgang Schlicht In der Psychologie weiß man allerdings, dass das Sprichwort so nicht immer Richtigkeit besitzt. Man weiß seit langem, dass Dranbleiben auch von der Fähigkeit abhängt, Belohnungen aufzuschieben, also auf die Taube zu warten, statt den erstbesten Spatz in die Hand zu nehmen. Fußballer hassen Ausdauerläufe. Sie nehmen sie aber in der Saisonvorbereitung in Kauf, um Kondition für eine lange Spielzeit zu gewinnen.

Wichtig ist, dass sich die Erwartungen nach einiger Zeit tatsächlich erfüllen. Dass die Spielsaison für den Fußballer erfolgreich beginnt. Nur das löst Zufriedenheit und positive Gefühle aus. Beides sind wichtige Voraussetzungen, um dranzubleiben, um den Spaß an der Aktivität nicht zu verlieren.

Anke Meister Dazu kann ich nur sagen, dass das Walken mir wirklich Freude bereitet. Ich denke, die Aktivität deckt tatsächlich „meinen" Sport ab. Insofern bin ich sehr optimistisch, dieses Mal dabeizubleiben.

Jetzt heißt es dranbleiben

9. Woche

Wolfgang Schlicht Bei Ihnen sieht es wirklich gut aus, Anke. Ihnen macht der Sport, wie ich das sehe, auch wirklich Spaß. Und der Spaß an Bewegung und Sport sollte auch Ihr Hauptmotiv bleiben. In der Gruppe macht Bewegung oftmals noch mehr Freude, daher eine Anregung: Suchen Sie sich doch einen Sportverein oder einen Sportpartner für Ihre Aktivität. Mein sportwissenschaftlicher Kollege Uwe Jahn von der AOK Sachsen hat dazu noch einen Tipp für Sie. Und auch Abwechslung macht das Durchhalten leichter. Deswegen kriegen die Anhänger der sanften Variante diese Woche eine neue Herausforderung gestellt.

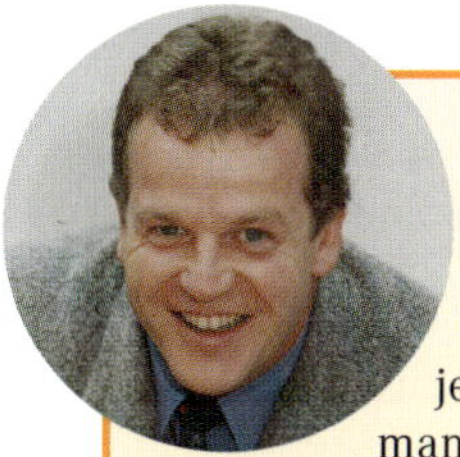

AOK-Experten-Tipp
Zum besseren Durchhalten ist es sehr hilfreich, wenn man jemanden hat, mit dem man die Bewegung teilen kann. Auf der einen Seite ist es lustiger zu zweit oder in der Gruppe und zweitens kommt man so zu festen Terminen, die es einzuhalten gilt. In vielen Städten werden Walking- oder Lauf-Treffs von der AOK angeboten. Erkundigen Sie sich einfach im Internet oder bei der AOK vor Ort. Wenn Sie aber lieber alleine unterwegs sind, legen Sie sich auf jeden Fall Tage für das Training fest und tragen Sie diese in den Kalender ein.

Ihr Uwe Jahn
(Diplomsportlehrer)

Anke Meister Doch nicht etwa Schwimmen, Herr Schlicht?

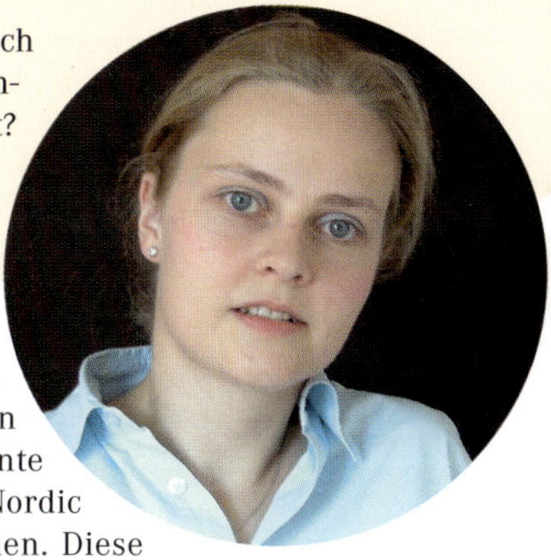

Wolfgang Schlicht Das wäre auch eine Idee gewesen ... ich aber habe für Sie und für Ihre Kollegen der sanften Variante endlich nun das Nordic Walking vorgesehen. Diese Form des Ausdauertrainings ist zu einer regelrechten Trendsportart geworden und das aus zwei guten Gründen: Die Stöcke entlasten Ihre Sprung- und Kniegelenke und sie steigern die Trainingswirkung um bis zu 50 Prozent. Nordic Walking ist ein Ganzkörpertraining, bei dem über 90 Prozent aller Muskelgruppen des Körpers eingesetzt werden. Mit Nordic Walking setzen die Walker der sanften Variante nun ihr Training fort. Außerdem wird die Trainingsintensität auf 80 Prozent der maximalen Herzfrequenz erhöht. Und warum das Ihrer Fettverbrennung keinen Abbruch tut, erklärt unser Spezial zur Fettverbrennung auf Seite 82/83.

Nordic Walking – Fitness rundum

Die Intensität des Walkens lässt sich bedeutend steigern, indem Sie Ihre Arme aktiv mitführen. Am effektivsten können Sie das mit Stöcken unterstützen. Nordic Walking nennt sich diese Variante des Walkings, bei der mehr Energie verbraucht wird als beim normalen Walken und bei der auch noch die Oberkörpermuskulatur trainiert wird. Die Stöcke entlasten darüber hinaus auch die Kniegelenke. Obwohl Nordic Walking an sich eine unkomplizierte Sportart ist, können Sie eine Einführung bei geschulten Trainern machen – denn die korrekte Technikausführung ist beim Nordic Walking entscheidend, damit Sie wirklich hundertprozentig von den Trainingseffekten profitieren.

Das ist „Flow"

Der amerikanische Psychologe Mihailyi Csikszentmihalyi (gesprochen: Mihai Tschik Sent Mihai) hat eine große Anzahl von Personen untersucht, die einer bestimmten Tätigkeit leidenschaftlich nachgegangen sind. Darunter befanden sich etwa Bergsteiger, Schach-

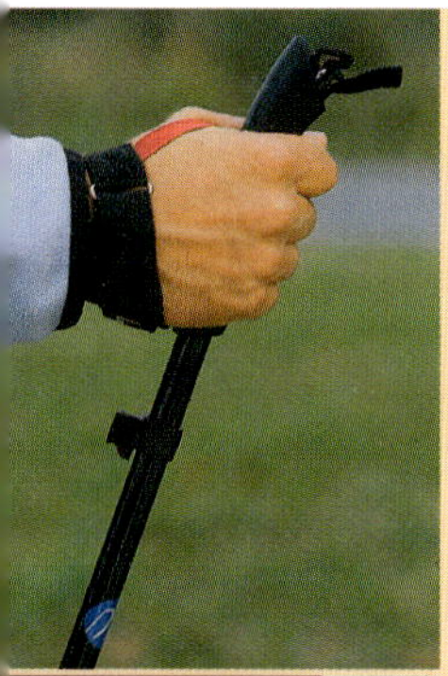

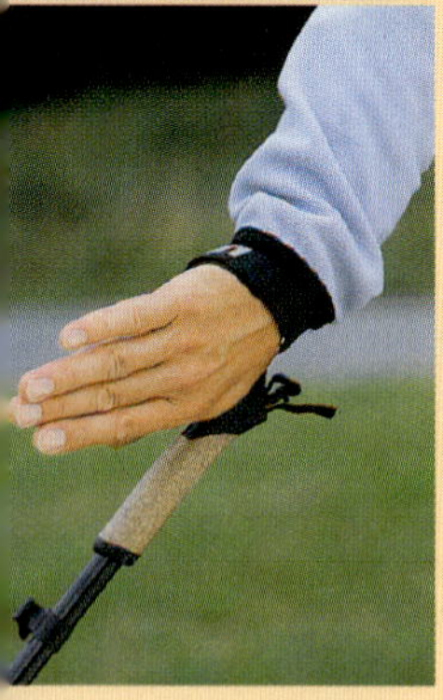

Auf die Stöcke kommt es an

Die Bewegung beim Nordic Walking ähnelt der Bewegung beim klassischen Skilanglauf und ist leicht zu erlernen. Voraussetzung für die richtige Bewegungsausführung sind allerdings Stöcke mit Handschlaufen, die eine Länge von ungefähr 70 Prozent der Körpergröße haben. Empfehlenswert sind Stöcke aus Kohle- oder Glasfasern, da sie ein sehr geringes Eigengewicht aufweisen.

Der Bewegungsablauf beim Nordic Walking

Nordic Walking nutzt den physiologischen, diagonalen Bewegungsablauf beim Walken in der Form, dass der rechte Stock dann Bodenberührung hat, wenn die linke Ferse aufsetzt und umgekehrt. Befindet sich dann die Hand mit dem aktiv eingesetzten Stock hinter dem Körper, wird zur Entspannung der Arme und Hände der Stock einfach losgelassen, wie es die beiden Abbildungen darstellen. Der Stock schwingt dann, locker in der Schlaufe hängend, nach hinten aus und wird erst wieder beim Nach-vorne-Führen des Armes gegriffen.

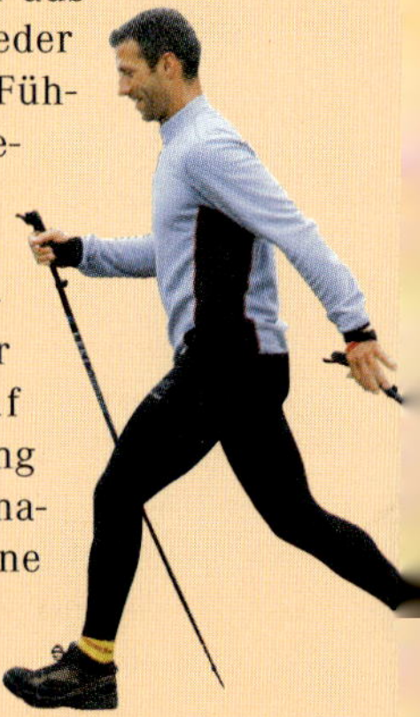

Abgesehen von der Arm-Stock-Arbeit entspricht der Bewegungsablauf beim Nordic Walking dem des ganz normalen Walkings ohne Stöcke. Probieren Sie es einfach einmal aus und Sie werden merken, wie effektiv diese Trainingsform ist.

spieler, Chirurgen und viele andere. Alle beschrieben ihm ein Gefühl, das er als Flow bezeichnet und in dem er einen Schlüssel zum Glück vermutet. Bei diesem Zustand stimmt einfach alles: Man ist mit sich selbst im Reinen, geht ganz in der Tätigkeit auf und verschmilzt geradezu mit dem Tun.

Weder Langeweile noch Angst

Die Untersuchung hat auch gezeigt, dass sich das Flow-Erleben nur bei Tätigkeiten einstellt, die um ihrer selbst willen praktiziert werden und die herausfordernde Anforderungen stellen. Tätigkeiten, die sich „mit links" erledigen lassen, oder solche, die einen bedrohen, erzeugen Langeweile oder Angst. Sportliche Aktivitäten, die so gewählt sind, dass das Verhältnis zwischen Anforderung und Fähigkeiten stimmt, die uns also weder unter- noch überfordern, sind geradezu ideal geeignet, um den Flow-Zustand zu erreichen.

Aufgaben für die 9. Woche

Denken Sie diese Woche um, wenn Ihr Verhalten von außen motiviert ist. Ist es nicht so, dass der Sport selbst Freude macht? Das Walken durch die Natur? Der Wechsel der Jahreszeiten dort, der Duft der blühenden Pflanzen an Ihrer Laufstrecke? Versuchen Sie auf diese Dinge zu achten und wählen Sie – wenn Sie nicht walken oder laufen wollen – Aktivitäten aus, die Sie herausfordern, die Ihnen Spaß machen, bei denen Sie etwas Angenehmes erleben, nette Menschen treffen – und nicht die, bei denen Sie am schnellsten die meisten Kalorien verbrauchen, damit Sie abnehmen. Sehen Sie in den Vorgaben der PfundsKur keine lästige Pflicht und seien Sie nicht ungeduldig mit sich – eine gesunde Lebensweise lässt sich nicht erzwingen. Genießen Sie Ihr verändertes, aktiveres Leben und machen Sie sich keine Sorgen, wenn Sie Ihre Teilziele einmal nicht erreicht haben.

Sanfte und fortgeschrittene Variante: Ihr Aktiv-Programm für Woche 9

- **2-mal PfundsKur-Power-Programm (siehe Seite 54-56)** ☐☐
- **2-mal 35 Minuten Nordic Walking beziehungsweise dauernd Laufen, sprich: ohne Erholungsphasen (zur Not, wenn keine Stöcke vorhanden sind, auch 35 Minuten Walking ohne Pause). Dehngymnastik (siehe Seite 50/51) danach. Belastungsintensität um die 80 Prozent der maximalen Herzfrequenz** ☐☐☐
- **Täglich Alltagsaktivität steigern (siehe auch Seite 31)** ☐☐☐☐☐☐☐

Nicht vergessen: Belohnen und falls möglich Kräftigungsgymnastik ab Seite 33.

Jede erledigte Aktivität können Sie in den Feldern rechts einfach abhaken ☑

SPEZIAL

Die Sache mit der Fettverbrennung ...

Das ist schon vertrackt: Da schlagen Sie verschiedene Fitnessratgeber auf und jeder von ihnen empfiehlt etwas anderes. Ein Fachmann schreibt, dass Sie möglichst langsam laufen sollen, um die Fettverbrennung anzukurbeln, ein anderer Experte spornt Sie zu möglichst intensivem Training an, damit Sie viele Kalorien in kurzer Zeit verbrauchen. Zeitschriften werben mit einem gezielten „Fatburning" und auch die Fitnessstudios locken mit speziellen Angeboten im Bereich „Fettverbrennungstraining".

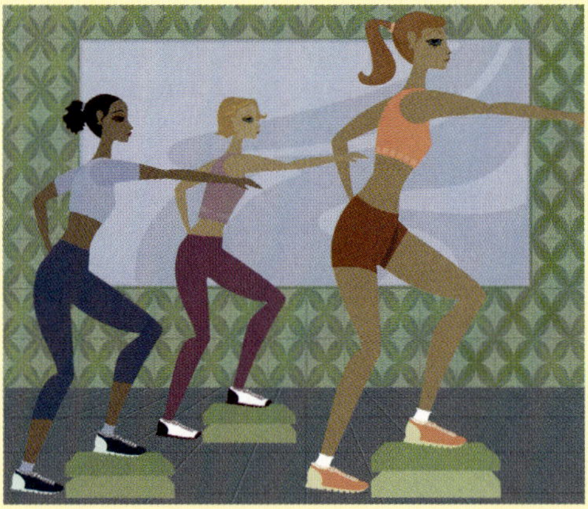

„Fatburning" und auch „Fettverbrennungstraining" sind aber sehr unglükliche Begriffe, weil sie suggerieren, man könne in einem bestimmten Intensitätsbereich besser abnehmen als in einem anderen. Das ist zwar nicht ganz falsch, aber auch nicht hundertprozentig richtig.

Verbrauch: relativ und absolut

Um in Sachen „Fettverbrennung" Klarheit zu schaffen, ist es wichtig zwischen relativer und absoluter Fettverbrennung zu unterscheiden. Relativ (das heißt prozentual von der Gesamtenergiemenge) verbrennt der Organismus tatsächlich umso mehr Fett, je weniger intensiv die körperliche Belastung ausfällt. Das Verhältnis kann dann etwa 80 Prozent Fett und 20 Prozent Kohlenhydrate betragen. Je intensiver die Belastung wird, desto mehr verschiebt sich das Verhältnis hin zu den Kohlenhydraten bis bei extrem anstrengender Belastung nur noch Kohlenhydrate verbrannt werden.

Relativ gesehen (also von der Prozentzahl her) verbrennen Sie im Schlaf sehr viel mehr Fett als in Bewegung. Trotzdem würden Sie deswegen nicht auf die Idee kommen, Sie könnten alleine mithilfe des Schlafens abnehmen. Denn klar ist auch, dass man in Ruhe liegend weit weniger Energie benötigt als beim Alltagsgeschäft oder gar beim Sport. Und deswegen ist die Gesamtmenge an Energie (absoluter Anteil), die während des Schlafens aus dem Körperfett gewonnen wird recht niedrig. Denn 80 Prozent von einer kleinen Menge sind natürlich weitaus weniger als 50 Prozent von einer großen Menge.

Ein Beispiel

Bei 60 Prozent der maximalen Herzfrequenz wird Energie im Umfang von etwa acht Kilokalorien pro Minute verbrannt. Etwa sechs Kilokalorien werden dabei aus der Fettverbrennung gewonnen. Bei 80 Prozent der maximalen Herzfrequenz wird Energie im Umfang von etwa 16 Kilokalorien pro Minute verbrannt. 50 Prozent bis 60 Prozent davon stammen aus der Fettverbrennung; das sind also zwei Kilokalorien mehr als bei der niedrig intensiven Belastung. Insofern gibt es „das Fettverbrennungstraining“ schlechthin nicht.

Fazit und Empfehlung

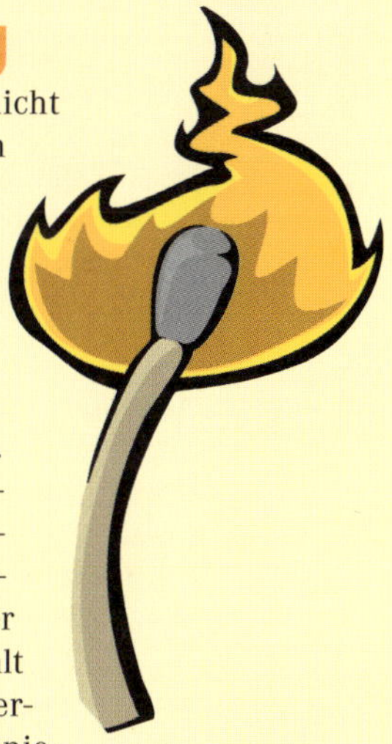

Fettverbrennung ist nicht gleichzusetzen mit dem Fettabbau. Damit Sie Gewicht verlieren, müssen Sie eine negative Energiebilanz erzeugen (für ein Kilogramm Fettgewebe müssen 7000 Kilokalorien eingespart werden). Als übergewichtiger Anfänger würden Sie sich physisch wie psychisch überfordern, wenn Sie mit hoher Intensität trainieren. Es fehlt Ihnen dazu die Ausdauergrundlage. Schließlich trainieren Sie im niedrigen Intensitätsbereich genau jene Hormone und Enzyme, die das Körperfett lösen und so erst die Fettverbrennung möglich machen. Aus diesem Grund haben Sie bisher in der PfundsKur bei 70 Prozent der maximalen Herzfrequenz trainiert. Mit Ihrer so gewonnenen Ausdauerbasis können Sie sich jetzt aber auch höher belasten und müssen sich dabei auch nicht um Ihre Fettverbrennung sorgen. Denn auch bei höherer Belastungsintensität wird – wie Sie ja jetzt wissen – Fett verbrannt, relativ zwar weniger, absolut aber umso mehr. Ab jetzt können Sie also gerne bis etwa 80 Prozent der maximalen Herzfrequenz trainieren. Viel höher gehen Sie allerdings bitte nicht, sonst könnte Ihre Gesundheit Schaden nehmen.

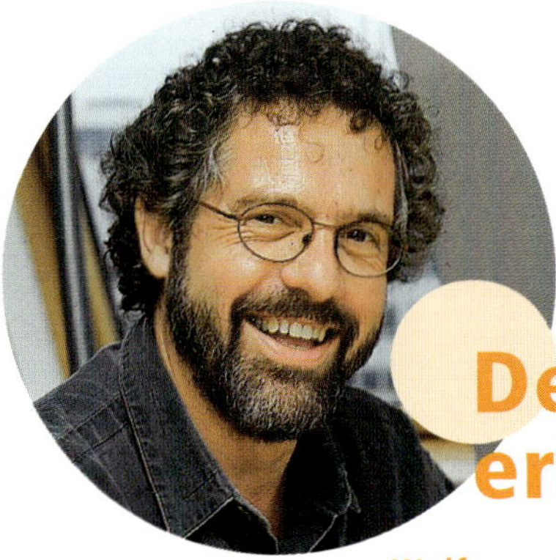

10. WOCHE

Der Gipfel ist erklommen

Wolfgang Schlicht Liebe Anke, liebe Leser. Gratulation! Sie haben den Gipfel der PfundsKur erklommen. Harren Sie einen Moment aus und genießen Sie das Gefühl, oben zu stehen. Sie dürfen stolz auf sich sein und sollten sich belohnen.

Anke Meister Hallo Herr Professor Schlicht. Eine ganz große Belohnung habe ich schon bekommen. Mein Mann hat mir in letzter Zeit wieder Komplimente gemacht, das war ehrlich gesagt schon lange nicht mehr der Fall. Und eine weitere Belohnung haben meine Freundin Gisela und ich schon geplant. Jeder von uns leistet sich ein paar Walkingschuhe, für noch mehr Spaß am Laufen.

Achtung

Trainingsgrundsätze!

1. Trainieren Sie häufiger statt zu intensiv.
2. Planen Sie Erholungsphasen ein.
3. Trainieren Sie nie, wenn Sie sich krank fühlen oder krank sind.
4. Hören Sie auf Ihren Körper und Ihre Gefühle. Kommen Sie in den Flow.
5. Kräftigen Sie Ihre Muskulatur mit Gymnastik.
6. Belohnen Sie sich!

Wolfgang Schlicht Walkingschuhe sind eine schöne und auch sehr vernünftige Belohnung. Haben Sie den Trainingsplan der vergangenen Wochen eingehalten, dann dürften Sie inzwischen eine beträchtliche Strecke zu Fuß bewältigen. Sie müssten jetzt in der Lage sein, sich 40 Minuten ausdauernd zu bewegen. Damit zählen Sie zu einer kleinen Gruppe von Menschen in unserem Land, die es schaffen, so lange unterwegs zu sein, ohne dass sie für die Fortbewegung ein Hilfsmittel wie Auto oder S-Bahn benutzen.

Anke Meister Vielleicht könnte ich ja mal zur Arbeit walken? Wenn ich am Tag vorher Wechselsachen mitnehme und meinen Kulturbeutel, damit ich mich frisch machen kann.

Wolfgang Schlicht Ja, machen Sie das doch mal. In 40 Minuten kommt man ganz schön weit. Nehmen wir einmal an, Sie laufen oder walken mit einer Geschwindigkeit von acht Minuten pro Kilometer, dann legen Sie in 40 Minuten rund fünf Kilometer zurück. Wenn Sie dreimal in der Woche walken gehen, kommen Sie insgesamt auf stolze 15 Kilometer, eine gute Leistung, Respekt.

Anke Meister Aber wissen Sie, bei was es mir ein wenig flau im Magen wird? Bei dem Gedanken, künftig nicht mehr wöchentlich Ihren Rat und Ihre Unterstützung zu erhalten.

Wolfgang Schlicht Ich bin überzeugt, dass Sie auch ohne mich gut klarkommen. Sie haben das notwendige Handwerkszeug, um Ihren Trainingsplan selbst zu gestalten: Sie wissen, wie wichtig die Trainingsintensität ist, wie bedeutsam Regeneration und wie Ihr innerer Schweinehund tickt.

Vor allem gilt eines: Lassen Sie nicht nach. Zu Beginn haben wir Ihnen bereits gesagt, dass die PfundsKur keine Diät ist. Sie ist ein Programm zur langfristigen und nachhaltigen Verhaltensänderung. Sie hört also nie auf. Sie kennen jetzt die wesentlichen Trainingsprinzipien und Sie können Ihr zukünftiges Training selbstständig gestalten. Die wichtigsten Trainingsgrundsätze sind für Sie im Kasten links noch einmal zusammengestellt, übersichtlich und knapp.

Anke Meister Kräftigungsgymnastik, Belohnung, Flow ... ja, im Kasten steht, was wir im Laufe der Zeit besprochen haben.

Wolfgang Schlicht Bevor ich Sie, Anke, und auch unsere Leser aus dem zehnwöchigen PfundsKur-Aktiv-Programm entlasse und Sie Ihr eigener Trainer werden, noch eine Bitte: Führen Sie doch noch einmal unseren Test aus der 1. Woche durch. Wiegen Sie sich, ermitteln Sie die Fettverteilung und testen Sie Ihre Fitness. Tragen Sie die Werte in die Tabelle auf der Seite 17 ein und schauen Sie, was sich getan hat. Bitte erwarten Sie aber keine riesigen Veränderungen. Die PfundsKur stellt eine sanfte – dafür aber eine umso nachhaltigere – Variante der Gewichtsregulation und der Fitnesssteigerung dar. Die PfundsKur macht Spaß und sie hört nie auf.

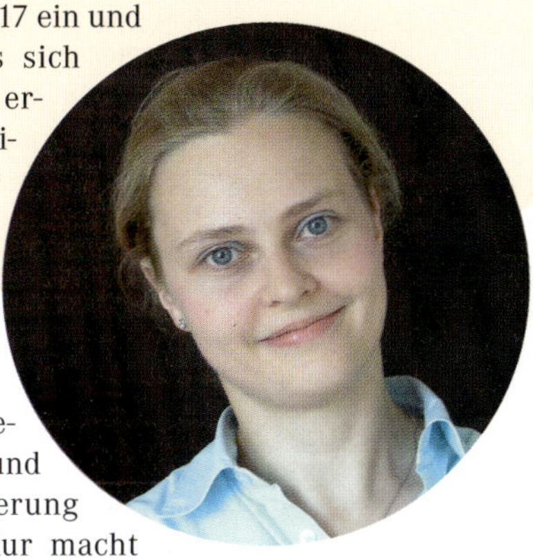

Anke Meister Mir macht die PfundsKur auch wirklich Spaß. Das Walken ist einfach mein Ding, meine Lieblingssportart. Und ich freu mich wirklich, dieses Mal durchgehalten zu haben.

Wolfgang Schlicht Mich freut das auch. Mir bleibt an dieser Stelle nur noch, Ihnen und unseren Lesern viel Glück zu wünschen und einen weisen Spruch mit auf den Weg zu geben:

Zur Weisheit gehört es, nichts auf die Spitze zu treiben.

(Henry David Thoreau, 1817-1862)

Aufgaben für die 10. Woche

In dieser Woche trainieren Sie dreimal je 40 Minuten Ihre Ausdauer. Ihre Trainingsherzfrequenz sollte dabei bis zu 80 Prozent der maximalen Herzfrequenz erreichen. Machen Sie Gymnastik und stärken Sie Ihre Muskeln mit drei Einheiten des Krafttrainings. Geben Sie in der letzten Woche des Aktiv-Programms noch einmal richtig Gas und wiederholen Sie den Test aus Woche 1.

Sanfte und fortgeschrittene Variante: Ihr Aktiv-Programm für Woche 10

- **3-mal PfundsKur-Power-Programm (siehe Seite 54-56)** ☐☐☐
- **3-mal 40 Minuten Nordic Walking beziehungsweise dauernd Laufen ohne Erholungsphasen. Dehngymnastik (siehe Seite 50/51) danach. Belastungsintensität 80 Prozent der maximalen Herzfrequenz** ☐☐☐
- **Test aus Woche 1 wiederholen (siehe Seite 17 ff.)** ☐
- **Täglich Alltagsaktivität steigern (siehe auch Seite 31)** ☐☐☐☐☐☐☐

Nicht vergessen: Belohnen und falls möglich Kräftigungsgymnastik ab Seite 33.

Jede erledigte Aktivität können Sie in den Feldern rechts einfach abhaken ☑

Trainieren Sie sich selbst

Erinnern Sie sich noch an unsere Empfehlungen für ein Mindestmaß an Bewegung aus Woche zwei? Mindestens 1200 Kilokalorien sollten es zusätzlich zum Ruheumsatz sein, für die Herzgesundheit wurden sogar 1500 bis 2000 Kilokalorien empfohlen. Mit Ihrem PfundsKur-Pensum der letzten Wochen müssten Sie die 1200-Kilokalorien-Grenze auf jeden Fall geknackt haben. Da Sie inzwischen über eine solide Ausdauerbasis verfügen, können Sie auch gerne versuchen, nun höhere Werte anzugehen.

Wie geht es weiter?

Als Teilnehmer der sanften Variante können Sie im Anschluss an die 10. PfundsKur-Woche gerne das Trainingsprogramm der fortgeschrittenen Variante ab Woche 7 anschließen. Für Sie würde das PfundsKur-Programm dann nach 14 Wochen enden. Aber dann gilt für Sie wie für alle anderen nach der 10. Trainingswoche: in Zukunft unter eigener Regie trainieren! Und wer sich gerne ein Umsatzziel von 1200, 1500 oder 2000 Kilokalorien setzen will, kann sich die Trainingsumfänge dafür selbst berechnen. Mein sportwissenschaftlicher Kollege Uwe Jahn von der AOK zeigt Ihnen, wie das geht.

AOK-Experten-Tipp: Verbrauch an Kilokalorien pro 30 Minuten

In der unten stehenden Liste finden Sie die Angaben für die Energieumsatzrate verschiedener Aktivitäten. Die Angaben beziehen sich jeweils auf 30 Minuten Ausführung. In den Tabelle sind fünf Gewichtsgruppen angegeben, ordnen Sie sich in der Gruppe ein, die Ihrem Gewicht am nächsten kommt. Wenn Sie deutlich von dem angegebenen Gewicht abweichen, müssen Sie sich mit näherungsweise errechneten Werten zufrieden geben, aber eine gute Orientierung erhalten Sie auf jeden Fall. Viel Spaß in Ihrem bewegten Leben wünscht

Uwe Jahn (Diplomsportlehrer)

Aktivität in Kilokalorien

Gewicht in kg	60	70	80	90	100
Badminton	180	210	240	270	300
Basketball	225	261	300	339	375
Bergwandern	180	210	240	270	300
Fitnesstraining	333	387	441	495	552
Fußball	237	279	315	357	396
leichte Gymnastik	90	105	120	135	150
Gymnastik	162	189	216	243	270
Handball	252	294	336	378	420
Inlineskating	216	252	288	324	360
Laufen (1 km in 7 Min.)	243	285	327	369	408
Laufen (1 km in 5 Min.)	375	435	501	561	624
Laufen (1 km in 3,5 Min.)	519	606	693	780	867
Mountainbiking	261	303	345	387	429
Nordic Walking	297	347	396	446	495
Rad fahren (15 km/h)	180	210	240	270	300
Rad fahren (25 km/h)	306	357	408	459	510
Rudern	261	303	345	387	432
Schwimmen, langsam	231	267	309	345	384
Schwimmen, zügig	279	327	375	423	468
Skilanglauf, langsam	243	285	327	369	408
Skilanglauf, zügig	279	327	375	423	468
Tanzen	123	141	165	183	204
Tennis	198	231	264	297	300
Tischtennis	123	144	165	186	207
Volleyball	105	123	135	156	174
Walking	198	231	264	297	330
Alltagsaktivitäten zum Vergleich					
Autofahren	45	51	60	69	75
Bügeln	60	69	81	90	99
Gartenarbeit	153	174	201	225	252
Holzhacken	279	327	372	417	465
Spazierengehen	108	126	144	162	180
Treppensteigen	207	243	276	309	345

Register

Ran an den Speck mit dem PfundsKur-Fett-weg-Programm

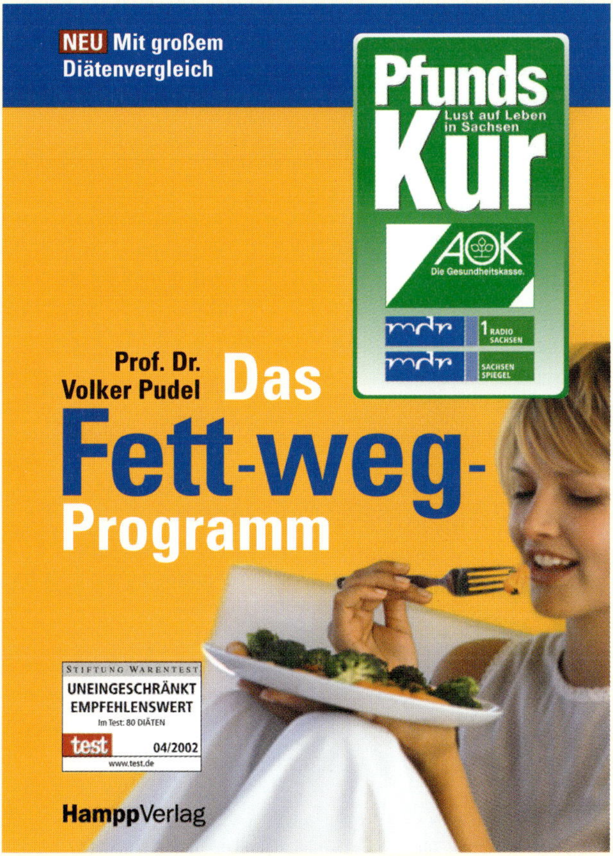

- Abnehmen und genießen: Erreichen Sie Ihr Wohlfühlgewicht ohne Hungerfrust
- Verständlich und alltagstauglich: Sparen Sie sich mühselige Kalorienberechnungen und zählen Sie einfach Ihre „Fettaugen"
- Geprüft und für gut befunden: Die Stiftung Warentest hat die PfundsKur mehrfach mit „uneingeschränkt empfehlenswert" benotet

Prof. Dr. Volker Pudel
PfundsKur – Das Fett-weg-Programm
Lust auf Leben in Sachsen
96 Seiten, Broschur
ISBN 3-936682-31-3

HamppVerlag

Bestellen Sie unter: www.hamppverlag.de
Telefon 07 11/7 82 92-140 • Telefax 07 11/7 82 92-199

Ewald Bradens Klassiker aus dem PfundsKur-Kochbuch

Tiramisu

Vorbereiten: 30 Minuten
Kühlen: 60 Minuten

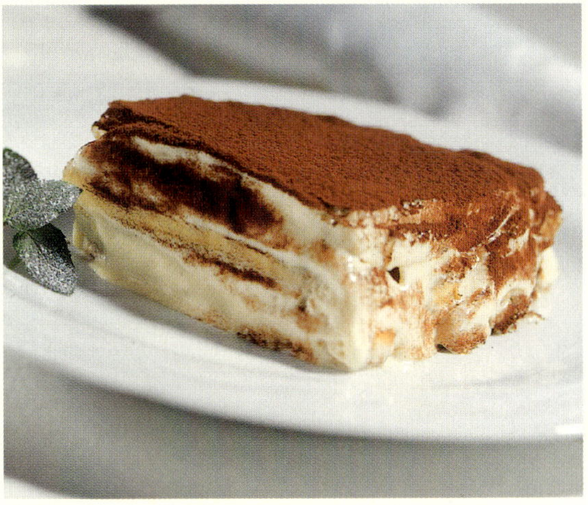

Zutaten für 2 Portionen:

- **½ Päckchen Vanillepuddingpulver**
- **70 g Zucker**
- **125 ml Milch**
- **150 g Speisequark, Magerstufe**
- **2 EL ital. Weinbrand oder Cognac**
- **50 g Sahne**
- **ca. 12 Löffelbiskuits (ca. 80 g)**
- **1 Tasse kalter Espresso**
- **etwas Kakaopulver**

Zubereitung:

Den Vanillepudding nach Vorschrift – allerdings lediglich mit 125 ml Milch und 20 g Zucker – zubereiten. Das ergibt einen ganz dicken Pudding. Beiseite stellen und mit einer Folie abdecken, damit sich keine Haut bildet.
Magerquark, den restlichen Zucker und den Weinbrand in einem Rührgerät kräftig verrühren. Dann nach und nach den lauwarmen Vanillepudding unterrühren.
Die Sahne steif schlagen und vorsichtig unter die Quark-Pudding-Masse rühren. Das ist eine fettarme Creme, der Ersatz für den Mascarpone.
Die Löffelbiskuits auf einen flachen Teller legen und mit einem Esslöffel den Espresso auf beiden Seiten über die Löffelbiskuits träufeln. Nun abwechselnd Creme und beträufelte Biskuits in eine Form schichten. Die letzte Schicht ist die Creme, die dann dick mit Kakaopulver bestreut wird.
Mindestens 1 Stunde im Kühlschrank ruhen lassen.

EWALD BRADEN – PFUNDSKUR-KOCH & AUTOR

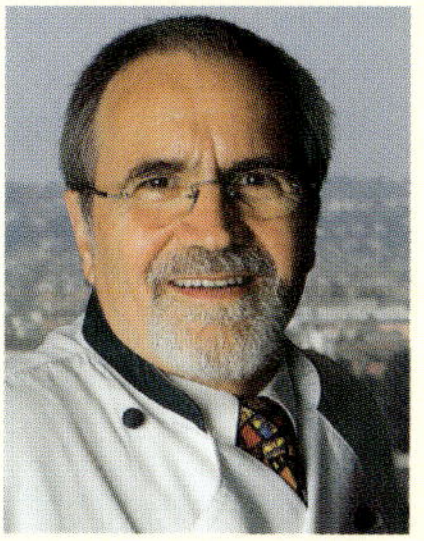

Liebe Leserin, lieber Leser,

ich heiße Ewald Braden und lade Sie ein, mit mir die PfundsKur-Küche zu besuchen: Lassen Sie uns gemeinsam kochen, mit mehr Geschmack und weniger Fett. Schöpfen Sie mit mir die Fettaugen ab und seien Sie überrascht, wie lecker Fettsparen und Abnehmen sein können. Probieren Sie mein Tiramisu aus, es schmeckt prima und hat nur zwölf Gramm Fett. Habe ich Sie auf den Geschmack gebracht? Dann ist das „PfundsKur-Kochbuch" genau das richtige für Sie.

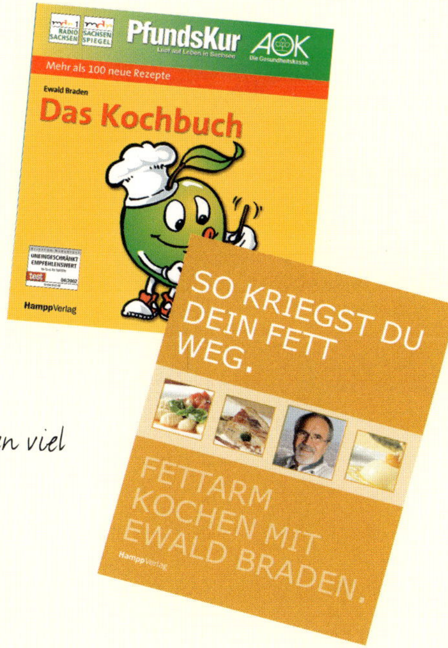

Noch mehr originelle Rezepte finden Sie in meinem neuen Buch „So kriegst du dein Fett weg": köstliche Suppen und Pastagerichte, leckere Fisch- und Fleischrezepte und natürlich auch feine Kuchen und Desserts. Die beiden Bücher ergänzen sich hervorragend und bringen Sie schlank und fit durchs ganze Jahr. Ich wünsche Ihnen viel Kochvergnügen damit.

Herzliche Grüße aus der gesunden Küche

Ihr Ewald Braden

PS: Bestellen können Sie das „PfundsKur-Kochbuch" und „So kriegst du dein Fett weg" im Buchhandel oder direkt beim Hampp Verlag in Stuttgart unter: www.hamppverlag.de oder per Telefon 0711/78292-140

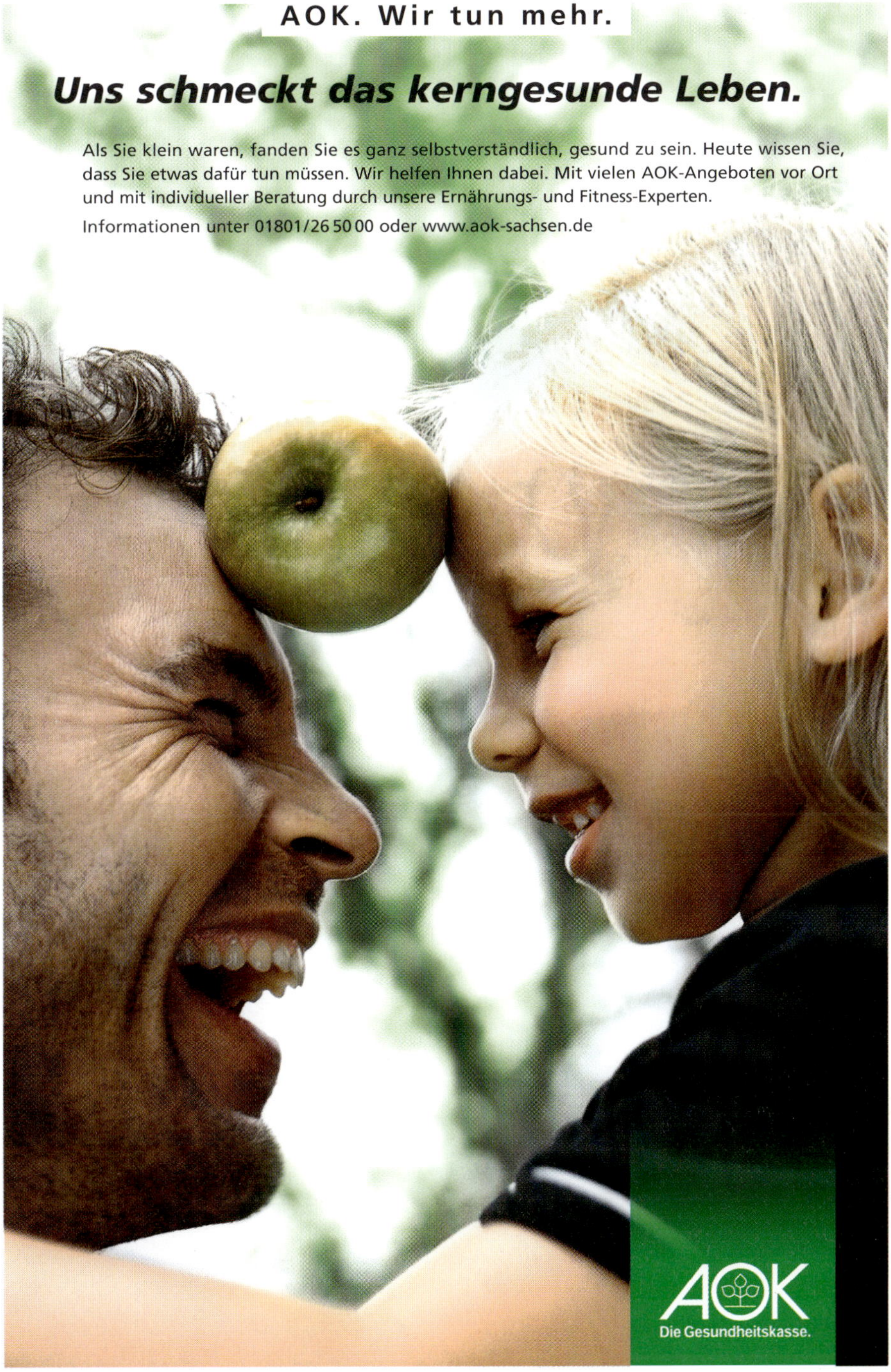
AOK. Wir tun mehr.
Uns schmeckt das kerngesunde Leben.
Als Sie klein waren, fanden Sie es ganz selbstverständlich, gesund zu sein. Heute wissen Sie, dass Sie etwas dafür tun müssen. Wir helfen Ihnen dabei. Mit vielen AOK-Angeboten vor Ort und mit individueller Beratung durch unsere Ernährungs- und Fitness-Experten.
Informationen unter 01801/26 50 00 oder www.aok-sachsen.de
AOK
Die Gesundheitskasse.